Soignons les gens en bonne santé !

Collection *Paroles d'Acteurs*

Ouvrage édité
sur proposition de David Medioni

Dans la même série :

Thierry Beaudet, *Journal d'une crise. De l'urgence du Covid aux soins du quotidien*
Laurent Berger, avec Denis Lafay, *Au boulot ! Manifeste pour le travail*
Jean-Christophe Combe, *L'humanité ne se négocie pas*
Pascal Demurger, *L'entreprise du XXIe siècle sera politique ou ne sera plus*
Guillaume Desnoës, Thibault de Saint Blancard, Clément Saint Olive, *La société du lien*
Laurent Escure, avec Madani Cheurfa, *Cultivons le* Je *démocratique. Pour une immunité collective*
Olivier Faron, Thibaut Duchêne, *Former*
Aurélie Gros, *Pour un ministère des citoyens !*
Philippe Laurent, *Maires de toutes les batailles. En finir avec l'hypocrisie décentralisatrice*
Philippe Lemoine, *Une révolution sans les Français ? Action citoyenne et transformation à l'âge numérique*
Xavier Matharan, *Le bonheur est dans la métropole*
Pascal Michard, *La prévenance : un projet de société*
Stéphane Troussel, *Seine-Saint-Denis, la République au défi*

www.editionsdelaube.com

ISBN 978-2-8159-4908-8

Thomas Serval

Soignons les gens en bonne santé !

Vers une médecine longitudinale

éditions de l'aube

Introduction
Changer de paradigme

Quelle est la dernière fois que vous avez modifié une habitude ? Difficile de s'en souvenir. Ce qui reste, en revanche, ce sont les efforts qu'il a parfois fallu faire et endurer pour parvenir à changer et à emprunter un autre chemin.

Efforts, chemin, des mots qui disent bien la difficulté à modifier les comportements et les habitudes. La bonne nouvelle qu'apporte cet ouvrage réside dans le fait qu'il est possible de rendre le changement de comportement et la création de nouvelles habitudes plus faciles et plus fluides. Cela grâce à une nouvelle approche de notre rapport à la médecine, mais aussi et surtout grâce à l'apport de la technologie.

Mais le changement d'habitude peut aussi se faire et se penser grâce à une interrogation de nos croyances en termes de santé. L'une d'entre elles est connue par tous : « Il faut se brosser les dents de haut en bas pendant trois minutes pour que le brossage soit efficace. » Voilà peut-être l'une des croyances les plus ancrées. Apprise à l'école, transmise de génération en génération, rabâchée par les parents et les grands-parents. Une croyance comme une autre. Une forme de talisman qui assurera à tous et toutes une hygiène bucco-dentaire impeccable. Pourtant, comme toutes les croyances, elle ne résiste pas vraiment, voire pas du tout, à l'examen scientifique. D'abord parce que lorsque l'on se penche réellement sur le sujet en profondeur, on découvre que la réalité est bien plus complexe. Les dentistes, évidemment, ne sont pas d'accord entre eux. Les uns prônant un brossage de haut en bas, les autres de bas en haut. Les derniers préconisant plutôt un brossage d'une à deux minutes. Bref, c'est en voulant comprendre le cheminement d'une croyance qu'une première intuition est venue.

Et si ce que nous pensions connaître n'était en fait pas fondé sur une connaissance objective du sujet ? Comme si en s'attaquant à un problème de santé concret, il était possible de modifier les perceptions. Grâce à l'observation et à la mesure objective. C'est en regardant ma fille se brosser les dents que cette réflexion a commencé à germer en moi. C'est ensuite au gré des aléas de la vie qu'une intuition similaire s'est confirmée. Et si les technologies actuelles nous permettaient enfin de déconstruire nos croyances ?

Un autre facteur est venu renforcer la conscience d'un besoin de changement d'état d'esprit. Celui-ci concerne la médecine et plus largement notre hygiène. C'est un spectre qui hante le monde, notre monde.

Celui de l'effondrement de nos systèmes de santé. Celui de la déréliction de ce que nous avons patiemment construit depuis environ deux cents ans.

Réfléchir à la question de notre rapport à la santé, à la prévention et au financement de l'ensemble en 2022, après une pandémie mondiale qui a surpris tout le monde en nous ramenant à notre statut d'êtres mortels, pourrait s'apparenter à sombrer dans une forme de catastrophisme et à, finalement, se contenter d'affronter nos peurs.

Et pourtant, tout cela n'est pas inéluctable. Réfléchir à notre système de santé, à la prévention des maladies et même au financement de l'ensemble oblige à inventer, à créer et à favoriser le surgissement d'idées neuves. Modifier en profondeur, pour aller vers le mieux, l'approche que nous avons des systèmes de santé, de la question de la prévention et du financement de ces activités. Cela est possible, car les outils et les idées pour s'inscrire dans une dynamique nouvelle et différente – autre que celle de l'apitoiement – sont là et ne demandent qu'à être utilisés à bon escient.

Crucial, car il faut faire un choix. Se saisir d'un changement inéluctable pour en être les acteurs, ou alors le subir. Comme souvent, alors que les outils sont là et que le changement est face à nous, d'aucuns tentent de prendre les devants et détournent, un peu ou beaucoup, la façon dont les outils peuvent être utilisés. Pour devenir les acteurs du changement, deux voies s'offrent à nous. L'une est une voie humaniste, l'autre est une voie où la technique nous dépasse et devient l'alpha et l'oméga d'un tout.

Les technologies dans leur ensemble constituent un levier puissant, non pas pour devenir un homme immortel, mais bel et bien pour donner aux individus la capacité à reprendre le cours de leurs destins et permettre de fluidifier les systèmes de santé. Face lumineuse, en ce sens qu'une approche raisonnée du lien entre technologie et santé permettra de sortir du cercle dans lequel nous sommes entrés et qui trouve son climax avec l'avènement de la pensée transhumaniste ; ce cercle du progrès curatif à tout crin. En effet, les progrès conjugués de la science et de la médecine ont fait de nous des êtres tournés vers la dimension curative, c'est-à-dire que, lorsque nous sommes malades, nous prenons des médicaments. Tout notre système de santé est construit sur cette logique. De la recherche à la façon de suivre les patients en passant par la façon de les soigner. Il ne s'agit pas ici de faire du passé table rase, mais plutôt de proposer une approche de médecine longitudinale, c'est-à-dire plus tournée vers la prévention, qui accompagne le patient tout au long de sa vie, surtout quand il est en bonne santé d'ailleurs, à l'aide d'outils de suivi précis. En effet, la plupart des gestes et habitudes du quotidien affectant notre santé se font à la maison, plus particulièrement dans nos salles de bains. De là émerge une nécessité d'introduire des pratiques qui répondent à un nouveau besoin. Celui de l'évolution de la médecine et du système de santé vers une médecine plus ambulatoire, qui est une partie intégrale de la médecine longitudinale. De cette façon, et grâce aux technologies auxquelles nous avons accès, le suivi des patients se fait en ligne, en interaction constante avec des professionnels de santé. Quelque part, notre salle de bains devient une véritable salle d'attente/de consultation, puisque les outils connectés permettent une observation médicale quotidienne.

En somme, il convient de modifier les paradigmes de notre rapport à la maladie, aux soins et à la dimension curative. Peut-être pourrions-nous même avancer qu'il s'agit désormais de réfléchir à la façon dont l'humain peut utiliser la technologie pour se passer de médicaments, ou, à tout le moins, pour y avoir recours le moins possible. Dans une nouvelle relation au soin.

Lors des Trente Glorieuses, la prise en charge médicale a été marquée par de très nombreuses avancées majeures en termes de traitements pharmaceutiques, chirurgicaux, diagnostics et imagerie notamment. La complexité des nouvelles approches a pu éloigner le médecin et son patient, et également désengager le rapport que certains patients pouvaient entretenir avec leur santé. Ce virage a été appréhendé dès la fin des années 1980 dans les pays développés, notamment avec le mouvement anglo-saxon nommé « Patient-Centered Care »[1] qui visait à réassocier le patient dans les choix thérapeutiques qui lui étaient offerts. C'est aussi ce mouvement qui a vu l'émergence des soins palliatifs (circulaire Laroque en France en 1986) où la prise en charge thérapeutique n'est plus uniquement à visée curative, mais devient globale, incluant une prise en charge médicosociale et une prise en charge de la douleur. La décision médicale devient donc un processus partagé entre tous les acteurs du soin, centré sur le patient, qui permet d'entrer dans la culture de la responsabilisation du patient avec le développement du concept d' « éducation thérapeutique ».

Ce concept d'*empowerment* (capacitation ou responsabilisation) est un concept qui est ancien. On peut le retrouver notamment dans la structuration du *commmunity-organizing* américain du début du xxe siècle, théorisé par Saul Alinsky[2]. La mise en œuvre et l'impact de cet *empowerment* par les populations ont été documentés par différentes instances comme l'Organisation mondiale de la santé (OMS). Par exemple, en 2006, Nina Wallerstein, professeur et directrice du programme de Master en santé publique à l'université du Nouveau-Mexique, montrait l'importance de la mise en place de tels programmes et la nécessité de les évaluer pour les rendre pertinents en fonction des régions où ils sont mis en place[3].

Ainsi, chaque individu est susceptible d'être confronté à la maladie et c'est en l'appréhendant qu'il peut entrer dans une démarche de prévention à long terme. Une société qui prendrait soin des individus la composant serait une société qui accepterait de les amener vers une responsabilisation complète, y compris dans leur démarche vis-à-vis de leur santé.

Pour sortir du spectre et du débat vicié autour de la technologie qui serait donc une façon de changer l'homme qui ne serait ainsi plus un homme, il convient de remettre la technologie à sa place, ce qui pourrait se résumer de la façon suivante : servir d'outil de mesure pour mieux connaître, mieux analyser et mieux encadrer l'évolution des pathologies, ou plus largement de l'humain tout au long de sa vie. Il ne s'agit plus ici de connecter la santé, mais bel et bien d'utiliser la médecine et la technologie pour partager à nouveau le discours sur le soin et la maladie entre médecins et patients. La médecine longitudinale, c'est une idée révolutionnaire, en ce sens qu'elle s'appuie à la fois sur la technologie, le savoir-faire médical, autant que sur l'observation et l'analyse de la donnée ainsi que sur l'individu lui-même, puisque, grâce à de nouveaux outils, il va modifier ses comportements.

Depuis de nombreuses années, les effets positifs de la prévention individuelle sur la santé ont pu être démontrés, par exemple lors de l'étude sur l'éducation nutritionnelle conduite à Fleurbaix dans les années 1990 qui a démontré son efficacité sur l'apparition de l'obésité et des troubles métaboliques[4]. Quelques années plus tard, on voit également apparaître aux États-Unis la médecine dite des « 4P » : Personnalisée, Participative, Préventive et Prédictive. Une approche caractérisée par une prise en considération du mieux-être au lieu d'une approche exclusivement tournée vers la maladie. L'importance de cette prévention a également pu être expérimentée récemment lors de l'épidémie de Covid-19 avec le rappel des gestes barrières, qui sont très importants dans la prévention des maladies infectieuses.

De la même manière, l'intelligence artificielle (IA) commence à présenter un intérêt réel dans le pré-diagnostic, le diagnostic et le suivi du patient. Des solutions qui allient bon sens, analyse médicale et prouesses technologiques. Le triptyque gagnant de la médecine longitudinale. En effet, cette médecine longitudinale revêt l'atout majeur de permettre une respiration de nos systèmes de santé, qui, forcément, du fait des progrès de la médecine, et donc du vieillissement de la population, vont arriver à une forme de saturation. Ces nouveaux outils pourront nous aider à répondre à l'épineuse question des coûts de santé qui vont crescendo et qui ne seront plus soutenables pour les sociétés modernes si notre état d'esprit dans la façon d'appréhender le soin ne change pas.

Nous pourrions subir cette situation. Nous pouvons aussi en profiter pour construire un système plus efficace, plus serein, mais tout aussi égalitaire et humaniste. Cela grâce au digital, grâce à l'intelligence artificielle, grâce aux technologies qui pourraient nous permettre d'éviter l'émergence de certaines maladies en nous aidant à détecter les premiers cas et leurs contacts plus rapidement, ou à mieux les traiter grâce à un diagnostic plus précoce. Ou comment le high-tech va nous permettre de revenir à une forme de low-tech. Pour accomplir cette révolution, il nous faut faire un triple pari. Celui de la déconstruction des mauvaises habitudes, celui de la capacité des individus à modifier leurs comportements et, enfin, celui du collectif, qui permettra d'amplifier et de mettre le changement en mouvement.

Déconstruire les habitudes est le premier des enjeux. Selon l'Unicef et l'OMS, environ 550 millions de décès annuels sont causés par des maladies diarrhéiques ou des infections respiratoires aiguës qui auraient pu être évitées grâce à une meilleure hygiène des mains[5]. Cela pourrait être simple à résoudre. Et pourtant, nous n'y sommes pas encore. Déconstruire les habitudes, donc.

Créer aussi de nouvelles bonnes habitudes. Cela grâce aux outils dont nous disposons désormais. Ces objets collectent des données précises de comportements pour nous permettre de réaliser un meilleur suivi des constantes des individus, créant ainsi un cercle vertueux autour de notre santé. Cercle vertueux qui a pour mots-clés : sérénité, douceur et apaisement. Surtout, ces objets vont petit à petit nous conduire vers une médecine longitudinale efficace, plus soutenable, en ce sens qu'elle nous guidera vers une plus grande solidité de nos systèmes de santé, puisque nous serons moins malades.

Ce qu'il convient d'imaginer aujourd'hui est donc l'élaboration d'un nouveau contrat social autour de la santé. Si nous ne prenons pas à bras-le-corps la question de la digitalisation de la médecine et si nous ne permettons pas à tout le monde d'y accéder, alors, petit à petit, les écarts déjà constatés en termes d'accès aux soins vont s'accentuer. Aller vers la médecine longitudinale nous permettra de l'éviter. Aller vers la médecine longitudinale est un changement de paradigme dans notre conception de la santé pour en conserver l'esprit. Plus nous attendons, plus nous prenons du retard et plus les écarts se creusent. L'adoption de nouvelles technologies, d'un nouvel état d'esprit et d'une nouvelle organisation pourrait prendre une génération.

Une forme d'urgence est là. Ne la laissons pas nous guider vers les mauvais choix. Faisons un choix collectif, citoyen et humain d'une médecine qui prévient autant qu'elle soigne. Ce qui se joue dans les années à venir autour de la question de la santé, du soin et de la médecine est au cœur de l'évolution même de la société. Celle-ci peut tendre vers une médecine et une science qui tenteront de prolonger toujours plus la vie, voire de la modifier par des augmentations technologiques, mais elle peut aussi s'orienter vers autre chose. Vers une meilleure relation de l'humain avec ses propres vulnérabilités qu'il gère avec des outils multiples, qui mêlent bon sens, médecine et technologies. Dans cette société de la médecine longitudinale, non seulement la capacité à être bien soigné sera maintenue, mais ce moment ultime du remède médical et scientifique viendra plus tard. Son accès sera également plus universel, du fait d'une maîtrise des coûts de santé tout au long de l'existence grâce aux outils de médecine longitudinale et aux changements comportementaux qu'ils charrient avec eux.

Ce qui se joue est donc la capacité des individus, des États, des scientifiques, des médecins et des entreprises créatrices de solutions technologiques à se mettre à travailler ensemble pour modifier le paradigme d'approche de toutes les questions qui mêlent technologie et santé.

Des solutions existent, elles sont devant nous. Certaines peuvent très vite être élaborées et mises en œuvre. La réflexion globale et collective de cet ensemble d'acteurs doit porter tant sur la pédagogie nécessaire que sur la capacité à choisir la bonne échelle territoriale et politique pour mettre en œuvre le nouveau contrat social de la santé.

Les crises sanitaires récentes ont pu montrer l'importance d'une approche globale et intégrative des différentes composantes de la santé. En effet, il est important d'associer une modification des attitudes comportementales, notamment avec une réappropriation des gestes individuels, avec une gestion des systèmes de santé plus dynamique, notamment par l'intégration entre capacités hospitalières, médecine longitudinale et collaboration entre les professionnels de santé. De plus, cela permettra d'appréhender plus facilement le maintien à domicile des personnes âgées, qui est un véritable enjeu de santé publique. Ces dernières années ont également vu émerger une coordination entre les différents pays européens, en matière de gestion des médicaments, gestion des capacités hospitalières ou financements d'innovations majeures. La place qu'a commencé à occuper l'Union européenne est un gage de potentialité de développement plus global d'une conception de santé publique. Elle pourrait être une synthèse des systèmes anglo-saxons et asiatiques mâtinée des spécificités humanistes de l'Europe.

Parler de médecine longitudinale est donc une façon aujourd'hui de faire converger l'ensemble des problématiques de santé, de technologie et de contrat social autour du soin. Parler de médecine longitudinale est aussi un moyen de tracer des lignes d'évolutions dynamiques qui ne resteront pas figées et pourront s'adapter au fur et à mesure de leur invention et de leur hybridation par la réalité du monde et des contraintes.

Tout au long des développements de ce livre, c'est cette recherche d'hybridation entre la médecine, la technologie et l'individu que nous tenterons de dessiner.

I

Déconstruire nos mauvaises habitudes pour en créer de nouvelles

1
L'hygiène n'est pas l'hygiénisme ou comment réconcilier Hygie et Panacée

« Pour contenir la progression du virus, j'invite chaque Français à devenir un acteur de la lutte contre celui-ci. Cela veut dire avoir en tête des choses très simples à faire, mais qui sont essentielles : se laver les mains, toutes les heures au savon pendant vingt à trente secondes de façon très méticuleuse en ne négligeant aucune partie des mains », déclarait devant les caméras lors d'un déplacement au CHU de Bordeaux le 2 mars 2020, le Premier ministre Édouard Philippe. Le pays faisait alors face aux prémices sérieuses de l'épidémie de Covid-19 et, quelques jours plus tard, l'état d'urgence sanitaire était déclaré et le confinement décidé.

Depuis l'apparition du Covid-19 dans nos vies, nous avons appris de nombreuses choses. Des habitudes de vie ont été bouleversées et des révolutions en germe ont grandi très vite. À l'occasion de cette période, il fut – comme jamais – question de science, de médecine, de soin, de prévention et donc de santé dans les discussions, dans les médias et plus globalement dans tous nos esprits. *De facto*, ce que nous avons vécu depuis mars 2020 est une forme de retournement de l'histoire de la santé. Retournement qui, s'il est salutaire, ne doit pas conduire à un déséquilibre inversé. Le retournement qui s'est produit sous nos yeux est un renversement de toute la logique qui sous-tend notre santé occidentale depuis plusieurs siècles maintenant. La déclaration d'Édouard Philippe en est l'une des illustrations, mais pas seulement. Elle illustre l'éternelle recherche d'équilibre entre le soin qui guérit et l'hygiène qui préserve.

Dans une perspective historique, s'intéresser à la question de la santé et de la façon dont l'humanité a envisagé, conçu, élaboré et même modifié son rapport au corps, à l'hygiène et à la santé conduit à revenir aux origines grecques de nos civilisations occidentales.

Dans la mythologie grecque Hygie, fille du dieu de la médecine Asclépios, est la déesse de la santé, de l'hygiène et de la propreté. Elle représente à la fois la santé préservée et la médecine préventive, et s'élève et se bat contre les Nosoi, ou esprits des maladies. Hygie mêle donc propreté, santé et hygiène. Trois éléments qu'elle utilise pour prévenir les maladies. Le temple d'Hygie et de son père Asclépios est un bâtiment circulaire renfermant des serpents sacrés. Il y avait là de nombreux lits préparés pour les malades puisqu'Asclépios ne leur révélait ses méthodes de guérison qu'au moyen des rêves. Son symbole, le bâton autour duquel s'enroule un serpent, est d'ailleurs devenu le symbole de l'art de la guérison. Le culte entourant Asclépios et Hygie s'est répandu dans toute la Grèce autour du ve siècle av. J.-C. Et ce, en raison du développement rapide des cités qui sont frappées par des épidémies dévastatrices. En 430 av. J.-C., la peste touche Athènes. À cette époque, plus de 200 000 personnes vivent dans l'enceinte de la cité. Bien que les bases de l'hygiène soient déjà connues – Athènes possède non seulement un grand réseau d'alimentation en eau fraîche et des aqueducs, mais également des toilettes et des bains publics –, la peste fait rage pendant deux ans. Un Athénien sur trois meurt. Avec l'urbanisation qui démarre vient donc le temps des épidémies. Mais là encore, comme on ne sait pas exactement ce qu'il faut faire pour soigner, la recommandation suprême est hygiénique.

D'ailleurs, Hippocrate, qui vit aux alentours de 400 av. J.-C., ne dit pas véritablement autre chose, si ce n'est qu'il apporte une dimension scientifique à la médecine. Les nombreux écrits médicaux qui furent découverts ont été publiés sous son nom et donnent un aperçu des méthodes de traitement et des procédures de diagnostic de l'époque. Aujourd'hui encore, les médecins prêtent le serment d'Hippocrate suivant lequel ils maintiendront l'éthique associée à lui et à son école. Dans son œuvre *Épidémies*, Hippocrate utilise des cas d'étude pour expliquer les symptômes et l'évolution d'une grande variété de maladies infectieuses. Malheureusement, le diagnostic fiable et rapide des maladies infectieuses n'est pas en mesure de changer quoi que ce soit à l'absence de solutions de traitements adaptés. Par conséquent, Hippocrate ne peut que recommander des mesures préventives pour combattre les épidémies, comme une hygiène correcte, de la gymnastique ainsi qu'une alimentation et un mode de vie sains.

Des recommandations qui correspondent, finalement, à l'enseignement d'Hygie. Cette dernière a plusieurs sœurs. L'une d'entre elles est particulièrement intéressante. Son nom : Panacée. Elle est une déesse guérisseuse qui prodigue des soins aux hommes. Ainsi, parmi les filles du dieu de la médecine, Hygie et Panacée sont les deux faces de la façon dont nous envisageons notre rapport à la santé et à la médecine depuis des siècles.

À l'origine, notre connaissance du fonctionnement du corps humain est quasiment nulle. Difficile donc d'y apporter des soins. Ainsi, dans toutes les croyances et cultures du monde, l'idée d'hygiène est le seul atout que les humains possèdent pour préserver leur santé. Hygie est donc la déesse maîtresse. Cette vision du monde et des choses vaut pour toute la période de la Grèce antique et de la Rome antique. La création des bains publics répond d'ailleurs à ce besoin important et conséquent d'hygiène. L'idée simple qui sous-tend toute la logique antique, c'est que le chemin le plus simple vers la santé est l'hygiène. Au Moyen Âge, les croyances reprennent le dessus. L'une d'entre elles va considérablement faire régresser l'hygiène : l'idée que l'eau est porteuse de maladies.

À ce titre l'épisode de la peste noire de 1348 est révélateur et profondément intéressant quant à la façon dont on envisage le rapport aux soins et à l'hygiène. À ce moment-là de l'histoire, les villes se sont développées. C'est en 1346, venant d'Asie, que la peste atteint le port de Caffa. À cette époque, la ville est assiégée par les Tatars depuis trois ans. Lorsque l'épidémie se déclare parmi les assiégeants, ces derniers fuient, laissant des montagnes de corps non enterrés. On rapporte que la dernière chose que les Tatars ont faite avant de fuir était de catapulter les cadavres infectés par-dessus les murs de la ville. Toutefois, ce ne sont probablement pas les corps catapultés qui ont apporté la peste dans la ville, mais les rats infectés. À la fin du siège, les commerçants génois qui étaient prisonniers à l'intérieur de la ville pendant le siège retournent à Gênes par bateau et apportent les rats infectés avec eux. Résultat : tous les ports qu'ils empruntent pendant leur voyage de retour sont frappés par la peste peu après. À la fin de l'année 1347, l'épidémie a atteint la plus grande partie d'Europe du Sud. Venise « invente » la quarantaine : les bateaux qui arrivent ne sont pas approchés pendant quarante jours. Ceci empêche certes l'équipage de débarquer, mais pas les rats. En 1348, l'épidémie atteint Londres et Moscou. À l'époque, on pense que la maladie se propage par l'odorat. Voici ce qui est écrit dans un rapport de l'époque :

> Tous ceux qui approchent les malades de la peste doivent s'asperger de vinaigre, parfumer leurs vêtements et porter des masques si nécessaire. Lorsqu'ils sont proches des malades, ils doivent éviter d'avaler leur salive ou de respirer par la bouche.

Le fait est que l'on est complètement impuissant contre la maladie. Rien que pendant la première grande vague de la peste, l'Europe perd près de la moitié de sa population, soit environ 25 millions de personnes. De cette épidémie, une autre croyance restera, celle selon laquelle les maladies sont propagées par l'eau. À celle-ci, une autre drôle de croyance s'ajoute : l'idée que la saleté protège des maladies. Retournement complet du rapport à Hygie et à Panacée, qui va perdurer jusqu'au XIXe siècle, où l'hygiène fait son retour, d'abord dans les structures de soins (travaux de Florence Nightingale en Angleterre et la parution de *L'Encyclopédie d'hygiène et médecine publique* en 1893[6]) puis chez les particuliers.

Au milieu du XIXe siècle, un jeune médecin hongrois, Ignac Semmelweis, va introduire (ou réintroduire), l'hygiène comme un outil de la santé et comme l'une des clés de la prévention des maladies et de la possibilité de sauver des vies. C'est à l'hôpital de Vienne en Autriche qu'Ignaz Semmelweis va faire une découverte qui révolutionne la médecine de l'époque. Semmelweis travaille alors dans l'hôpital général de la ville. Il a vite remarqué qu'un nombre disproportionné de mères succombaient à la fièvre puerpérale dans la maternité gérée par les docteurs. Dans la maternité gérée par les sages-femmes, en revanche, beaucoup moins de femmes tombaient malades. En menant son enquête, il s'est rapidement aperçu du lien de cause à effet entre le manque d'hygiène des médecins et le taux de mortalité post-partum. Il les incite à se laver les mains avant chaque acte médical, ce qui réduit considérablement la mortalité. Semmelweis est sur le moment brocardé, raillé par ses confrères et même renvoyé de l'hôpital. Mais son enseignement demeure et il est reconnu comme « le sauveur des mères ». Surtout, alors que le mitan du XIXe siècle est atteint, l'hygiène moderne se développe conjointement avec les progrès de la médecine. Quand Pasteur isole les micro-organismes et invente la pasteurisation, il est au cœur du développement de notre médecine actuelle, fondée à la fois sur une hygiène réelle et une compréhension des mécanismes du vivant qui permettent alors de soigner.

Toute la société occidentale va ainsi se mouvoir dans cet équilibre. Une éducation à l'hygiène, au lavage des mains, au développement des cabinets de toilette et à ce besoin de prendre soin de son corps. En parallèle, Pasteur fait des découvertes en microbiologie qui lui permettent d'inventer le premier vaccin contre la rage. Suite à cela, plusieurs autres remèdes sont inventés, dont le vaccin contre la diphtérie, découvert par Behring et Roux. Le développement de la santé à travers les médicaments a été réalisé en deux phases. Tout d'abord, au XIXe siècle, la pharmacopée a connu un essor important, notamment avec l'apparition des principes actifs dérivés des plantes (alcaloïdes…), puis au XXe siècle, avec le développement des principes actifs par la chimie. Et plus récemment, une troisième vague s'est déclenchée avec l'apparition des Digital Therapeutics (DTx), des solutions digitales pouvant impacter directement l'état d'une pathologie à travers divers moyens. Elles peuvent, par exemple, se substituer ou compléter les bénéfices cliniques d'une thérapie dite « traditionnelle », ce qui leur a permis notamment de conquérir un nouveau marché. Enfin, le développement de vaccins à ARN messager – utilisant l'ADN pour guérir et protéger – constitue une véritable révolution du XXIe siècle et vient accentuer la naissance d'une forte industrie pharmaceutique.

Toute l'architecture de notre système de santé est aujourd'hui axée vers Panacée. Problème : l'espérance de vie s'allonge, les systèmes de financement sont sous tension et le « tout soin » ne peut pas forcément continuer sur le même rythme. C'est d'ailleurs ce qu'est venue rappeler l'épidémie de Covid-19. Quand Édouard Philippe rappelle, en mars 2020, qu'il est crucial de se laver correctement les mains et de respecter les gestes barrières, il pose à nouveau les règles de base de l'hygiène. Comme si cette épidémie venait aussi nous alerter sur un nécessaire rééquilibrage vers Hygie de notre façon d'appréhender la santé. Lors du lent passage entre le « tout Hygie » au « tout Panacée » se sont perdues en route des années et des années d'éducation à l'hygiène, mais plus largement d'éducation du corps à la résistance aux microbes et aux maladies. Cette évolution très occidentale n'a pas été la même dans les médecines orientales qui, elles, sont restées très (trop ?) tournées vers cette éducation du corps, grâce à l'hygiène, mais aussi grâce à l'alimentation et à l'exercice. On voit bien, dans le passage entre ces deux systèmes, que l'éducation du corps et de notre système immunitaire est la meilleure parade à toutes les maladies. C'est d'ailleurs une stratégie que l'on retrouve dans le principe de la vaccination. Au cœur de leur approche holistique du corps, les médecines orientales et chinoises ont un rapport inversé à la figure du médecin et plus généralement au soin en général.

Aucune de ces deux approches, malgré leurs atouts respectifs, n'est complète. L'une et l'autre sont sous le feu des tensions. La médecine occidentale plus encore que la médecine orientale. En effet, le projet collectif français est d'offrir la possibilité d'une médecine accessible à tous gratuitement. Mais elle se trouve aujourd'hui face à un problème de taille : le poids de l'industrie qui est venue se greffer sur le bon sens. Le « tout Panacée » a en effet conduit à une forme d'aberration : celle de prendre une pilule pour maigrir ou pour éviter de grossir, alors qu'en réfléchissant à l'hygiène globale de nos vies, cela pourrait être évité. Ce qui surprend dans l'approche actuelle, c'est le déséquilibre des cycles à l'œuvre. Alors que les Français, et plus largement les Occidentaux, souhaitent profondément reprendre la main sur leur vie et notamment sur leur santé, tout est organisé pour justement éloigner les individus du bon sens. Il ne s'agit pas ici de dresser l'inventaire ni faire le procès de l'économie du plaisir qui invite à manger des barres sucrées, mais bel et bien de se poser la question des moyens qui peuvent être mis en place pour que cette économie du plaisir ne soit pas à la source de maladies nouvelles qu'il faudra soigner avec des médicaments. Ainsi, l'adoption de gestes simples dans notre vie quotidienne permet de réduire considérablement le risque de nombreuses maladies, qu'elles soient aiguës ou chroniques. À très court terme, de nombreuses maladies infectieuses peuvent être évitées avec un simple lavage des mains ; à plus long terme, une alimentation équilibrée et la pratique régulière d'exercice physique réduisent le risque de nombreuses pathologies comme les maladies métaboliques, les cancers, etc. La prise de médicaments correspond également à une forme d'habitude et démontre que celle-ci ne s'oppose pas à l'industrie pharmaceutique, elle permet même d'éviter la détérioration de l'état de santé. Ainsi, il convient, peut-être, de modifier simplement les habitudes pour rééquilibrer et réconcilier Hygie et Panacée. L'autre outil qui va servir dans l'avenir est, évidemment, la technologie, car ce qui est en jeu aujourd'hui est un changement civilisationnel. Comment se réapproprier l'hygiène pour être en meilleure santé et préserver l'idéal d'un système de santé pour tous ?

Ce défi pourrait apparaître comme insurmontable, mais il s'avère accessible pour peu que l'on veuille bien prendre le temps d'y réfléchir. Si l'on résume à grands traits, donc, la pandémie de Covid-19, par son effet fulgurant et par la façon dont elle s'est répandue mondialement, est venue nous rappeler à quel point le « tout curatif » comme le « tout préventif » pouvaient connaître des limites. Mais également comment il fallait envisager une fusion des deux, à la fois pour enrayer plus rapidement ce type d'épidémies qui sont inévitables, mais aussi et surtout pour mieux réguler les systèmes de santé et reprendre la main sur la connaissance de soi.

Un triple mouvement peut donc aujourd'hui se mettre en place et être au cœur d'un renouvellement de notre approche de la médecine et du soin. Lancer une grande campagne de politique publique d'éducation et de réappropriation des gestes simples et basiques de l'hygiène et de la prévention. Cette réappropriation passera également par le besoin d'une approche plus holistique du corps. De sa connaissance et aussi par la possibilité qui nous est offerte de l'entretenir simplement à l'aide de techniques anciennes et éprouvées (activité physique, par exemple). Dans ce premier mouvement, l'humanité dans son ensemble retrouvera non pas le chemin de l'hygiénisme comme il est parfois d'usage de le vilipender, mais plutôt le chemin d'une nouvelle relation à soi et au vivant. Redonner une place à Hygie en quelque sorte. Le deuxième mouvement, qui peut s'enclencher simultanément, est celui d'une meilleure connaissance encore des remèdes quand le malade est présent. Panacée doit être consolidée, mais surtout doit pouvoir avoir le temps et les moyens de traiter les problèmes essentiels. Le troisième mouvement sera celui de l'implémentation de la technologie, afin d'allier réellement les atouts d'Hygie et de Panacée.

En effet, nous l'avons vu, la création d'une nouvelle forme d'hygiène est forcément liée à l'apparition de nouvelles habitudes. Intégrer un nouveau comportement ne doit pas nécessiter d'efforts. Ainsi, grâce aux technologies, aux sciences du comportement et à l'étude des données, nous pourrons mieux analyser les choses et aller vers une médecine longitudinale. Médecine longitudinale, qui pourrait se définir, finalement, comme une approche basée sur l'évolution des grandeurs biométriques au cours du temps. Une forme de médecine orientale s'appuyant sur des technologies occidentales.

2.
Le Big Data et les objets connectés, compagnons de nos nouvelles habitudes

Quels moyens et quels modèles ?

Bonne ou mauvaise, l'habitude prise par un individu lui colle à la peau. Se laver les mains après être allé aux toilettes ou dans le métro, faire la bise à ses collègues et amis, se couvrir quand on éternue sont autant d'exemples communs que l'on retrouve aujourd'hui. Changer de comportement constitue un effort important et la force des habitudes ancrées demeure l'un des enjeux de santé publique. En effet, dans une étude que nous avons réalisée avec Ipsos en novembre 2021 sur les habitudes de santé des Français[7], lors de la fin de la pandémie de Covid-19, les résultats tendent à confirmer certaines de nos hypothèses. Ainsi, les Français conscients qu'ils avaient peut-être de mauvaises façons de faire étaient 57 % à déclarer avoir pris récemment de « bonnes résolutions pour faire plus attention à leur bien-être et à leur santé », cependant, à peine un tiers affirment être parvenu à les tenir. Dans les 25 % qui n'ont pas tenu leurs bonnes résolutions, plusieurs facteurs semblent avoir été à l'origine de l'échec. D'abord, pour la plus grande majorité, cela s'est révélé « trop contraignant » et nécessitait des « sacrifices », mais aussi ils ressentaient un besoin d'accompagnement de la part de professionnels de la santé.

En outre, ces résultats sont également confortés par les résultats d'une autre étude montrant que 57 % des Français avaient décidé de prendre un peu plus soin d'eux et de leur bien-être[8]. Sur ce terreau fertile, sur cette envie exprimée et, pour certains et certaines, mise en action, il est possible de construire une nouvelle approche de notre rapport à la santé et aux habitudes. Les changements de comportements dans le domaine de la santé sont promus par les autorités mondiales, notamment par l'OMS, et il existe de nombreuses techniques pour encourager ces changements. Ainsi, une étude norvégienne récente a identifié 83 techniques différentes et a montré que, parmi les stratégies étudiées, la persistance à long terme des effets était certes inférieure, mais restait acceptable[9].

Comment modifier les comportements ? Comment faire bouger les lignes ? Des questions cruciales qui devraient occuper les esprits de toutes celles et tous ceux qui réfléchissent, travaillent et œuvrent à l'élaboration d'un nouveau modèle de santé. Car modifier des comportements est possible, même sans forme de manipulation addictive. Une forme de manipulation que l'on retrouve, parfois, dans des jeux en ligne, applications mobiles, où les créateurs exploitent leurs connaissances neurobiologiques, afin d'accrocher les utilisateurs et leur donner envie de jouer toujours plus. En effet, les besoins physiologiques et les capacités étant deux paramètres individuels importants, il n'est pas possible d'appliquer un objectif unique pour tous, d'ailleurs, le concept de responsabilisation (*empowerment*) est basé sur une approche volontaire et réfléchie de la personne.

De nombreux chercheurs en sciences cognitives et en théorie comportementale ont ainsi mis en lumière les différents mécanismes à l'œuvre. Nir Eyal, économiste et auteur israélien, s'est précisément intéressé au sujet. Dans son ouvrage *Hooked. Comment créer un produit ou un service qui ancre des habitudes*[10], après avoir étudié la façon dont certaines firmes créaient des addictions, il propose d'abord une distinction salutaire entre addiction et habitude, car une addiction est bien différente d'une habitude. Une habitude est un comportement dont nous n'avons pas conscience. Il existe de bonnes et de mauvaises habitudes et elles représentent près de 50 % de tout ce que nous faisons. À l'inverse, une addiction est une dépendance qui peut nuire à quelqu'un. Chercher à développer des addictions chez ses clients ne serait pas éthique. Cependant, il est possible de développer de bonnes habitudes, détaille le chercheur. Il élabore le *hook model*. Ce modèle qui a pour ambition de créer des bonnes habitudes et qui se décompose en quatre phases précises. Un déclencheur (la bonne volonté, l'envie de maigrir, ou un appel à l'action issu de l'application ou de l'objet connecté que l'on a choisi d'utiliser, etc.), une action, ensuite, qui succède à ce déclencheur. L'action est déterminante, en ce sens qu'elle met le système en mouvement. La troisième étape est celle de la récompense. Ce passage peut être le déclencheur de la prochaine action. À l'inverse, son absence peut signer l'arrêt de la modification du comportement. Nir Eyal représente d'ailleurs son *hook model* sous la forme d'un signe infini pour signifier l'interdépendance entre ces différents moments et leur nécessaire répétition. La quatrième étape est celle qu'Eyal nomme « investissement ». Elle pourrait se résumer de la façon suivante : plus un service connaît mes habitudes, plus il m'est utile, puisqu'il adapte ses recommandations et ses déclencheurs à ma pratique. Exemple : plus un coureur utilise son application de running, plus cette dernière sera en mesure, grâce à la donnée collectée, de lui proposer des entraînements adaptés et des récompenses en lien avec sa performance. Ainsi, dans ce modèle, l'ambition est de penser ses produits afin qu'ils engendrent une bonne habitude. Bonne habitude pour rendre des produits toujours plus populaires, mais aussi bonne habitude envisagée comme utile pour soi et pour les autres.

C'est notamment sur cette deuxième possibilité qu'il convient de s'attarder plus précisément. Pourquoi ne pas utiliser les techniques du *hook model* pour modifier en profondeur le rapport des Français, mais plus encore des Européens, avec leur santé ?

Pour modifier les habitudes d'hygiène et de santé *via* le *hook model*, deux possibilités existent. La première consisterait à imaginer, à créer et à mettre en fonction une kyrielle importante de nouveaux objets. Le projet est séduisant, or, il fonctionne factuellement moins bien dans sa capacité d'adoption par les individus. C'est ainsi que tout au long des années 1990, sans pour autant que le *hook model* n'ait été théorisé, des objets non dédiés à la santé ont vu le jour et ont connu une certaine forme de renommée et de succès. Il y a eu des animaux de compagnie virtuels, comme le Tamagotchi, qu'il fallait nourrir virtuellement, promener virtuellement et câliner virtuellement, sinon il mourrait. Il y a eu aussi, aux débuts des années 2000, le Nabaztag, imaginé par Rafi Haladjian et Olivier Mevel. Ce lapin connecté – ancêtre de l'internet des objets, et notamment des enceintes connectées comme Alexa – s'est éteint rapidement, justement parce qu'il ne venait combler qu'un phénomène de mode et non un besoin réel en engendrant de nouvelles habitudes.

Mais au fond, quel doit être le bon schéma ? Différentes études de chercheurs américains, notamment celle de Stawarz, Cox & Blandford, parue en 2015[11], ont apporté une connaissance plus fine du *hook model.* Ainsi, l'analyse de contenu de cent quinze applications de « formation d'habitudes » démontre que presque toutes les fonctionnalités concernent la prise de décision, tandis que seulement deux (récompenses et créations de routine) concernent la création d'habitudes et elles sont rarement disponibles. Aussi, la plupart des applications fournissent un suivi, mais peu concernent la formation d'habitudes.

Nombre de scientifiques et de chercheurs, à l'instar de Nir Eyal, suggèrent d'utiliser des indices contextuels, des événements déclencheurs et un renforcement de l'habitude. La fameuse fonction du *nudge*, que l'on peut traduire par « incitation discrète » ou littéralement par « coup de coude », pour rappeler gentiment à l'utilisateur qu'il est temps de continuer à travailler à la construction de cette bonne habitude. Des fonctionnalités de renforcement existent, mais très peu d'applications utilisent des indices. De plus, ces indices nécessitent d'avoir le téléphone avec soi et ne peuvent pas être générés sans celui-ci. Très peu d'applications ont des fonctionnalités qui aident à créer une routine (comme les intentions de mise en œuvre). Est-ce possible de faire émerger une routine ex-nihilo ? Peut-être en faisant plutôt qu'en faisant savoir. Nous savons ce qu'il faut faire pour maigrir, pour avoir une meilleure santé, une meilleure alimentation et une meilleure hygiène et, pourtant, nous ne le faisons pas toujours, ou pas complètement. La connaissance, même s'il convient de la renforcer toujours plus par une action pédagogique incessante et continue, est là. Ce qui manque c'est le « faire ». C'est l'action. Elle ne sera jamais créée ex-nihilo. C'est pourquoi, en ce qui concerne la santé et sa prévention, il convient de prendre le problème dans un autre sens.

S'inscrire dans les habitudes existantes pour faire adopter les technologies

Prendre le problème dans un autre sens, cela signifie qu'il convient de s'inscrire dans l'existant, c'est-à-dire dans toutes les habitudes que chacune et chacun possède déjà pour y intégrer des technologies qui pourront, dans un second temps, devenir des outils de modification des comportements. Cela grâce à leur fonctionnement façon *hook model* et au traitement idoine des données qu'ils collecteront. Ainsi, afin de capturer des données qui serviront au traitement et à la prévention santé, l'approche est d'intégrer de la technologie, de l'intelligence artificielle et des outils de récupération de la donnée dans des objets du quotidien que nous utilisons tous et toutes au minimum une fois par jour. La première démarche se doit d'être invisible et indolore, car il existe encore des réticences. Il va falloir du temps et de l'engagement. Cependant, il faut commencer par se rendre compte qu'aujourd'hui, nous avons tous beaucoup d'informations sur des serveurs un peu partout. Si nous faisons un test sanguin dans un laboratoire, des informations subsisteront sur leurs serveurs. Malgré toutes les bonnes intentions dudit laboratoire, si un hacker veut pénétrer ce serveur, il mettra quinze minutes à y parvenir. Il y a, en revanche, un certain nombre d'acteurs, comme Microsoft, Apple, Samsung, mais aussi beaucoup d'autres, qui s'efforcent de créer des systèmes plus sécurisés. Y mettre les données de santé est plus sûr que de les avoir sur un grand nombre de serveurs. Faire comprendre cette réalité est une étape importante pour gagner la confiance des citoyens et des gouvernements. Il convient de trouver l'équilibre entre les craintes et les effets positifs du partage de données. Un monde de santé digitalisé permet aussi de mettre en *open data* des données à disposition de tous les pays du monde concernés par une pathologie ou par une opération technique à réaliser. Cela permet de réagir et d'anticiper les problématiques et d'augmenter la connaissance grâce à l'*open data*. Plus il y aura de connaissances, plus l'ensemble des pays du monde pourront les utiliser et pratiquer ainsi une meilleure santé. Un système plus digitalisé est un système plus résilient !

La seconde étape de la démarche de la connaissance des us et coutumes des utilisateurs et de leurs comportements est d'intégrer la collecte de données dans les routines quotidiennes. Lors du lavage de mains, du brossage des dents, du fait de se laver la peau avec de la crème devant un miroir ou encore dans le fait de se peser souvent, jamais ou quelques fois. L'internet des objets est l'outil qui convient. Dans les objets du quotidien que nous avons développés chez Baracoda, tels que la brosse à dents, la balance (enfin, plutôt le tapis de bain), le miroir ou d'autres, l'intégration d'une intelligence artificielle permettra une double action. Cela permet d'emmagasiner de la donnée qui sera utile pour les traitements et les indications à donner aux utilisateurs ainsi que dans les récompenses qu'il est possible de lui proposer. Mais cela permet aussi, évidemment, de corriger les « mauvaises habitudes », grâce justement au *hook model.*

Ces outils sont ceux de la prévention et de la prédiction. Par la brosse à dents, il s'agit ici de mieux comprendre l'hygiène bucco-dentaire pour la rendre plus efficiente et ainsi éviter les tracas. Par l'implémentation d'une balance connectée sous forme de tapis de bain, on permet un suivi transparent et personnalisé de plusieurs constantes de santé. Parmi celles-ci, le tapis-balance mesure le poids. Le poids constitue, depuis que l'assureur MetLife dans les années 1945-1950 a commencé à assurer ses clients en fonction de leur indice de masse corporelle (IMC) une constante très intéressante d'observation des individus. En effet, cette dernière est un bon prédicteur d'espérance de vie. De nombreuses maladies chroniques et/

ou sévères ont souvent une influence sur le poids. En l'observant quotidiennement et en le reliant à une intelligence artificielle qui est capable d'analyser la donnée, l'individu et ses médecins gagnent en capacité d'analyse, et surtout en capacité de prévention des maladies les plus graves et les plus importantes.

Dans une large cohorte de patients pris en charge pour une perte de poids non intentionnelle d'origine inconnue, il s'est avéré que la perte de poids était liée à un cancer pour 33 % des patients et à une autre maladie organique pour 37 % (principalement digestive, endocrinienne, infectieuse, auto-immune ou du système nerveux)[12]. Comme le montre cette étude, une perte de poids inexpliquée peut ainsi être le premier signal d'alerte d'une grave pathologie qui sera mieux prise en charge si elle est diagnostiquée plus précocement et dont l'évolution sera ainsi retardée. Mais pour cela, encore faut-il être en capacité de détecter une variation inhabituelle du poids, ce qui n'est pas évident pour les personnes n'ayant pas le réflexe de monter régulièrement sur une balance. L'outil de la mesure quotidienne, scientifique et connecté du poids pourrait ainsi s'avérer crucial dans les années à venir dans l'architecture et dans l'érection d'un nouveau système de santé dans lequel cohabitent Hygie et Panacée et où les technologies nous permettent à la fois de mieux prévenir et le cas échéant de mieux guérir.

Outre l'observation du poids, le tapis de bain est un outil qui permet de comprendre les postures afin de prévenir les problèmes de dos, mais surtout de placer l'utilisateur dans une logique de recherche d'équilibre physique et psychique forcément induit dans la volonté d'acquérir une nouvelle habitude pour prendre soin de son bien-être et de sa santé. L'autre outil du quotidien qui peut révolutionner notre rapport à la santé et qui commence à trouver un public certain est le miroir connecté placé dans la salle de bains. Ce miroir agit sur deux plans. D'abord, il détecte tout le spectre de la lumière, de l'infrarouge à l'ultraviolet. Il peut donc évaluer la température corporelle (infrarouge), le teint du visage (spectre visible) et la qualité de la peau (ultraviolet), mais aussi détecter la sudation, les problèmes hépatiques au travers des yeux et, ainsi, repérer de nombreux symptômes. Ce miroir est un partenaire de santé holistique, un compagnon au quotidien, qui alerte quand il trouve que l'on a mauvaise mine ou de la fièvre et invite à prendre un rendez-vous, pour une téléconsultation *via* une plate-forme qui peut délivrer des informations, ou chez le médecin, qu'il ne remplace évidemment pas. Le deuxième pilier des miroirs connectés concerne la peau, pour anticiper son vieillissement, appliquer correctement une crème, etc. Le miroir est un point fixe, qui vous regarde toujours sous le même angle et capture des données biophysiques au cours du temps, permettant le *timelapse*, afin de mesurer l'efficacité d'un cosmétique ou de déceler un grain de beauté en train d'évoluer bizarrement. Grâce à des outils de dermatologie, ce miroir mesure le sébum, repère les pores bouchés et peut réaliser un diagnostic de la peau. De plus, il peut ensuite prescrire des produits cosmétiques adaptés à ses observations sans y associer de marques pour respecter un point de vue neutre et objectif.

Des outils du quotidien qui permettront de mieux prévenir, de mieux observer et qui seront au cœur d'une nouvelle approche de santé. Approche où Hygie et Panacée sont imbriquées l'une avec l'autre dans un dialogue et en concordance.

Cependant, cette digitalisation de nos objets du quotidien doit aussi s'accompagner d'une digitalisation des hôpitaux, incluant la mise en place d'un suivi technologique des différentes maladies chroniques. Bien sûr, les initiatives se multiplient en ce sens dans de nombreux établissements hospitaliers, mais sont loin d'être généralisées, notamment faute de moyens. Ainsi, l'idéal dans cette approche serait, pour les patients comme pour les médecins, de pouvoir contrôler le taux de glucose en temps réel pour les diabétiques, monitorer l'évolution du rythme cardiaque et de la pression sanguine pour les personnes à risque, suivre un programme physique modulé en fonction des états de santé de chacun. Clairement, les champs d'application de l'internet sont aussi nombreux et variés. Mieux, de nombreuses start-up sont d'ores et déjà à pied d'œuvre pour adresser ces besoins.

L'essor de l'internet des objets permet ainsi d'améliorer en parallèle l'observance des patients, tout particulièrement ceux atteints de maladies chroniques. Objets connectés et applications alertent sur les horaires de prise de médicaments, les posologies, les oublis, etc. Et le volet concernant la sécurité n'est pas en reste, avec l'identification de possibles interactions médicamenteuses, de malaises, de chutes et autres. La technologie se conçoit au service de l'autonomisation des usagers et ces derniers n'hésitent pas à se l'approprier, de façon sans doute plus proactive que les soignants. Une étude de 2017 menée par PwC dans douze pays du monde mettait en exergue que 55 % des personnes interrogées se déclaraient d'accord pour l'utilisation de robots et d'intelligence artificielle dans la santé[13]. Une autre étude menée par la MACSF et Ipsos en 2019 auprès de professionnels de santé a révélé une certaine ambivalence, avec, d'un côté, une inquiétude – 17 % seulement estimaient que le recours à l'IA dans la santé ne comporte aucun risque et 30 % craignaient une déshumanisation de la relation avec leur médecin – et, d'un autre côté, une conviction que le recours à l'intelligence artificielle dans la santé présente quand même des bénéfices, 36 % notamment citaient en premier lieu une meilleure fiabilité des soins[14].

Dans ce cadre, l'internet des objets vient soutenir un mouvement plus global de transformation des pratiques. Le silotage a encore la vie dure, mais il cède progressivement sa place à une approche collaborative, illustrée par le déploiement des maisons de santé pluriprofessionnelles (MSP) et autres réseaux de soins. La dématérialisation de l'information et sa transmission *via* des supports numériques (dossier médical partagé, dossier pharmaceutique, carnet de suivi…) alimentés en direct par les objets connectés assurent dans ce cadre une information et un langage commun entre les intervenants d'une chaîne de prise en charge redéfinie. Car l'accompagnement patient reste le cœur de la nouvelle médecine, définie par ses 4 « P »: Personnalisée, Préventive, Prédictive et Participative. Une prise en charge de précision, taillée sur-mesure en fonction des cas et des comportements individuels et qui ne peut se développer qu'à travers le *big data* et les outils communicants.

Reste évidemment deux interrogations à l'émergence d'une telle approche de la santé. Interrogations qui peuvent presque s'apparenter à des objections. L'une d'entre elles concerne le modèle économique de la santé. Quels sont les acteurs véritablement capables d'être les fers de lance d'une nouvelle approche dans laquelle l'internet des objets joue un rôle crucial, et où le soin au sens de traitement de guérison est l'un des éléments d'un champ des possibles médicaux bien plus vaste ? Cet avènement ne risque-t-il pas d'engendrer une médecine à deux vitesses ? Toutes ces questions sur le modèle économique sont légitimes et logiques. Certes, les grands acteurs traditionnels (professionnels du soin, établissements de santé et industries pharmaceutiques) ont réalisé l'importance de surfer sur la vague digitale, mais ils restent ralentis par les travers traditionnels connus lors de l'émergence d'une nouvelle technologie : rapports public/privé limités, silotage interprofessionnel, manque de communication interne, etc. Néanmoins, la donne pourrait changer sous l'effet de la dynamique internationale impulsée par les précurseurs en santé connectée. De plus en plus de laboratoires d'envergure mondiale signent ainsi des partenariats avec les GAFAMS (Google, Apple, Facebook, Amazon, Microsoft, Samsung), afin de coupler puissance des données et recherche biomédicale. Quelques exemples ? Merck et Samsung dès 2014 autour du développement de médicaments biosimilaires. AbbVie et Google depuis 2015, contre la sclérose en plaques. Sans oublier Sanofi, emblématique groupe français, dont la collaboration lancée en 2016 avec la co-filiale de Google Onduo devrait accélérer la mise au point de solutions intégrées pour lutter contre le diabète. Nous pouvons également citer le projet européen BigMedilytics supervisé par Philips Healthcare qui vise à proposer une stratégie thérapeutique de patients opérés pour un cancer de la prostate. Aussi, il est possible de présenter le développement de la plate-forme européenne DESIREE qui permet d'aider au diagnostic des patientes atteintes d'un cancer du sein basé sur les décisions passées.

Les choses sont donc en marche et enclenchées depuis un certain temps déjà. Il convient désormais de les réguler et surtout de les inscrire dans un dessein plus large, plus grand, plus fédérateur : celui de la transformation collective d'un modèle qui, loin d'être à bout de souffle, possède tous les atouts pour devenir plus efficient. Pour cela, l'adoption d'une stratégie où, premièrement, chacun se fait attribuer des strates et des rôles et, deuxièmement, un discours de politique publique de santé favorisant tant l'innovation que la recherche est mise en place. Sans les opposer. En les associant. Le chantier est encore devant nous. Mais surtout ce chantier doit aussi s'accompagner d'un autre, tout aussi important, celui de la confiance que les individus pourront avoir dans la sécurité de leurs données et de la façon dont celles-ci sont utilisées.

3.
Créer de la confiance

Démystifier le rôle de l'IA dans la médecine longitudinale

« Le développement de la technique n'est ni bon, ni mauvais, ni neutre, il est fait d'un mélange complexe d'éléments positifs et négatifs, "bons" et "mauvais" si on veut adopter un vocabulaire moral », écrit le sociologue Jacques Ellul dans son célèbre livre *Le Bluff technologique*[15]. Dans cet ouvrage paru en 1988, il analyse le rapport de nos sociétés avec l'émergence de la technique toujours plus importante dans celles-ci. Comme tout ce qui est nouveau et compliqué, la technique suscite des questionnements et des interrogations. Cependant, ainsi que le souligne Ellul, la technique et la technologie constituent un mélange complexe d'éléments positifs et négatifs. Aussi, dans la mise en place d'une médecine longitudinale cette fascination/peur envers la technique, et notamment envers l'intelligence artificielle, mérite d'être étudiée, commentée et mise en perspective.

Ainsi que nous l'avons décrit, les sociétés modernes ont quelque peu oublié les gestes élémentaires d'hygiène. La pandémie de Covid-19 est venue nous le rappeler et la pression qui est en cours sur nos systèmes de santé, notamment sur leur financement, conduit inévitablement à s'interroger sur la pérennité de notre façon d'envisager la santé et notre bien-être. L'intelligence artificielle est là. Partout. Elle est un fait et un outil. Ni bon, ni mauvais, ni neutre. Son utilisation dans le domaine de la santé en France remonte aux années 1970-1980, quand les premiers « systèmes experts », tels que MYCIN, PROTIS ou SPHINX[16] venaient apporter aux médecins une aide à la décision pour le traitement des infections bactériennes et du diabète, ou encore le diagnostic des ictères. Ses champs d'application dans une perspective d'amélioration des soins sont multiples : opérations assistées, suivi des patients à distance (avec un intérêt tout particulier en ce qui concerne les déserts médicaux), prédiction des maladies et/ou de leur évolution, aide au diagnostic et/ou au choix de la stratégie thérapeutique, etc. Autant de domaines dans lesquels elle constitue une aide précieuse pour les professionnels de santé. Reste à savoir quel est son rôle dans l'émergence d'une nouvelle discipline : la médecine longitudinale. Elle est, de fait, utilisée à plusieurs endroits du processus. Elle sert d'abord à avoir une vision plus claire de la personne étudiée. Elle sert ensuite à faire un tri. Ainsi, elle est capable d'éliminer les faux positifs. Si le chat monte sur le tapis de bain, le système s'enclenche. L'IA va corriger cette situation d'elle-même, en détectant qu'il ne s'agit pas de l'un des individus enregistrés dans la salle de bains. Du tri à l'attribution, il n'y a qu'un pas et l'IA utilisée dans les outils de médecine longitudinale est en mesure de détecter qui est qui. Ainsi, selon que ce soit ma fille ou moi qui est sur le tapis de bain connecté, les données collectées auparavant concernant chacun de nous seront mises en marche afin de reprendre l'analyse là où elle s'était arrêtée. Il en va de même avec la reconnaissance faciale dans un miroir ou, plus fréquent actuellement, avec le « FaceID » d'un téléphone. Cette attribution est cruciale sinon la donnée est corrompue et il est impossible d'en tirer des leçons et encore moins de prédire ensuite les différents comportements. C'est une fois que ces trois premières étapes de recueil, de tri et d'attribution que l'intelligence artificielle va ensuite tenter de prédire les comportements et d'aider à leur analyse. L'enjeu est de générer des séries de données épurées et propres qui concernent la constante à suivre : le poids, la peau, le glucose, etc. Afin, ensuite, de pouvoir les extrapoler pour les faire entrer dans des algorithmes qui seront entraînés selon deux méthodes distinctes : le supervisé et le non supervisé.

Dans ce résumé de l'implication de l'IA dans la façon de récolter, de trier, d'attribuer et d'entraîner ensuite les algorithmes dans un but précis, il est bien question d'un outil plus que d'un Léviathan qui serait là pour piller les données des utilisateurs et les transmettre à une entité qui en ferait commerce. Comme tout outil, l'IA doit être comprise et ensuite utilisée à bon escient et de façon raisonnée. D'ailleurs, lorsqu'ils sont interrogés, les Français sont tout à fait favorables à l'adoption d'éléments de santé connectée. Ainsi dans l'étude déjà citée réalisée par Ipsos pour Baracoda, il ressort que 72 % d'entre eux considèrent que l'avènement d'une santé connectée est une « tendance de fond » de nos sociétés, et ils sont près de 40 % à avoir déjà « acheté » un objet connecté : montre, brosse à dents, bracelet ou balance essentiellement. Des éléments qui montrent que si l'IA peut, éventuellement, susciter de la méfiance, les objets qui s'en servent, eux, semblent présenter un intérêt pour l'utilisateur.

Pas étonnant. Une étude réalisée par l'Institut de recherche en santé de PwC[17] auprès de 1 500 patients américains a, par exemple, permis d'identifier douze éléments du parcours de soins qui contribuent de façon déterminante à une expérience globale plus satisfaisante, comme « ne pas avoir à répéter les informations », « obtenir des rendez-vous plus tôt » « obtenir une explication claire des frais remboursables » ou encore « un personnel attentif aux besoins et préférences ». La généralisation des dossiers de santé digitaux et partagés, le déploiement de plate-formes numériques axées sur la prévention, le développement de la télémédecine et les applications de surveillance des maladies chroniques sont autant de nouveaux outils qui proposent de réinventer l'expérience des patients tout au long du parcours de soins. Des propositions qui agissent en complément et non en remplacement de l'interaction humaine.

L'intelligence artificielle, l'internet des objets et la robotique sont au cœur de l'avenir du soin au sens large. L'ambition ultime étant l'accession à des soins de qualité à des tarifs abordables permettant de garantir une meilleure santé pour tous. Intégrer harmonieusement l'intelligence artificielle et la robotique aux systèmes existants, puis créer de nouveaux modèles de soins basés sur ces technologies peut entraîner des avantages économiques et sociaux considérables et constitue donc bien l'enjeu d'avenir qui est devant toutes celles et tous ceux qui s'intéressent, pensent, construisent et inventent les modèles de santé de demain, mais même devrions-nous dire, d'aujourd'hui.

Faire sauter les freins à l'adoption

Reste que l'adoption n'est pas encore massive. L'objection est réelle. Et peut-être d'ailleurs que les films et livres de science-fiction ont contribué à cette fascination/répulsion que l'on peut entretenir dans son rapport à la technologie en général et à l'intelligence artificielle prédictive en particulier. En effet, le portrait fait de la police prédictive qui empêche les crimes avant qu'ils ne soient commis, notamment grâce à l'analyse de données d'individus mis en scène par Steven Spielberg dans *Minority Report* n'y est pas pour rien. D'autant plus que cela équivaut à arrêter des gens qui n'ont strictement rien fait. Un film du même type pourrait très bien être imaginé autour des questions de santé, où l'observation des individus par des objets connectés conduirait, par exemple, un État ou des entreprises à catégoriser les individus et à leur octroyer des droits en fonction de leur état de santé global. L'imaginer fait évidemment froid dans le dos. Reste que cette face sombre, en étant anticipée et pensée collectivement, peut tout à fait être évitée et circonscrite par des procédures précises et des règles de mise en place d'utilisation et de périmètre global d'intervention. Surtout, c'est en posant toutes ces questions avant la mise en place d'un nouveau système qu'il sera possible d'élaborer un écosystème intelligent et respectueux de nos données de santé qui seront protégées, même en cas de partage. C'est également en créant des outils acceptables par les patients, en évaluant au préalable ce qu'ils sont prêts à partager ou non et avec qui, en prenant garde de ne pas vouloir aller trop loin trop rapidement que nous améliorerons l'adoption à ces outils. À titre d'exemple, dans une étude internationale coordonnée par l'AP-HP impliquant 1 010 patients diabétiques, l'acceptabilité de la surveillance du diabète en utilisant des objets connectés a été évaluée[18]. Parmi les différents scénarios évalués, une surveillance en continu de la glycémie et de l'activité physique, permettant des conseils en temps réel par une intelligence artificielle, était considérée comme la plus acceptable. En revanche, l'utilisation de photographies de leurs assiettes pour surveiller leur alimentation était considérée comme trop intrusive par les patients. Il s'agit donc de trouver un juste milieu en développant des outils les plus complets possible, mais qui restent acceptables par les patients afin de ne pas les heurter, car leur adhésion totale est fondamentale pour que l'outil soit une aide et non pas un frein à leur suivi.

Ce qui interpelle dans ce débat légitime, démocratique et passionnant autour de l'intégration d'une intelligence artificielle et d'objets connectés dans notre santé, c'est qu'il semble présupposer que la technologie est une entité en soi sur laquelle les hommes n'ont aucun pouvoir et ni aucune prise. Cette affirmation est vraie si l'on décide qu'elle l'est. Pour le reste, tout dépend de la capacité des États, des industries et des individus à s'accorder sur les règles qui permettront ou non la mise en place de telle ou telle innovation. Il y a quelques années, personne ou presque n'acceptait de réaliser une transaction en ligne en donnant un numéro de carte bleue. La prudence était légitime. Les incidents de sécurité étaient nombreux et l'impression de sécurité n'était pas assez forte pour rendre l'usage massif. Que s'est-il passé ? Chacun a eu un rôle.

Les individus en amont et en aval, puisqu'au départ, c'est leurs réticences qui ont conduit les États et les industries concernées à modifier les règles, à rendre les choses plus sûres et, surtout, à assurer les risques qui ne sont jamais nuls. Ainsi, en aval, les individus ont finalement adopté le paiement en ligne.

Demain, il en sera de même pour les technologies de santé. Ce qui est également frappant, c'est le rapport que nous entretenons avec les technologies en général. Ainsi, au travers des téléphones intelligents, un suivi de nos mouvements et de nos habitudes est déjà opéré et cela ne semble pas déranger outre mesure. De plus, dans l'utilisation des réseaux sociaux, au quotidien, en partageant des informations ou des photos avec des amis, c'est en fait de la donnée que les gens échangent. De la donnée que Facebook ou Instagram exploitent ensuite pour la monétiser. La question qui émerge de cela est de savoir comment cela se fait-il que cela ne pose quasiment aucun problème aux utilisateurs alors que l'adoption d'une application santé ou d'un objet connecté apparaît comme plus dangereux. Cela tient peut-être d'abord à l'impression de ne pas partager sur ces réseaux des choses essentielles, cela tient aussi ensuite dans la manière de procéder, à savoir une ergonomie dite « *user centric* », où l'individu est au centre du fonctionnement. Les plus cyniques ou les plus réalistes avanceront, eux, qu'au fond, ce qui intéresse dans cette mécanique des réseaux sociaux est la gratification immédiate.

Celle-ci, engendrée par un like une fois qu'une information est partagée, permet à ces grands acteurs du numérique de garder et de fidéliser leurs utilisateurs afin d'acquérir le plus de données possible.

Comme souvent, la réalité se situe dans la zone grise de toutes ces informations. Cependant, ce qu'il est intéressant de relever dans le cadre de la réflexion globale autour de l'avènement d'un autre système de santé tourné vers la médecine longitudinale est de deux ordres. D'abord que, dans un univers délimité, où une impression de confiance se dégage et où des codes existent, le tout couplé avec un intérêt, ici la gratification du like notamment, les individus sont tout à fait à même d'accepter de partager des données, pour le meilleur et pour le pire, puisque la moindre photo publiée sur Facebook devient propriété de l'entreprise. Ensuite, et c'est l'autre enseignement, plus inquiétant encore, c'est qu'avec la multitude colossale et intégrale de données en leur possession, les GAFAMS sont aujourd'hui les mieux placés pour entrer sur le marché de la santé connectée. Ils sont les mieux placés, mais il sera aisé de reconnaître qu'ils sont les moins légitimes pour le faire et qu'il est crucial de prendre ce sujet à bras-le-corps pour créer des univers de confiance et des usages régulés et utiles à tous et toutes.

Exagération ? Certainement pas. Dans l'univers numérique, et *a fortiori* dans celui des données, plusieurs éléments permettent de qualifier la confiance. La première chose est l'état de conscience de l'individu qui est monitoré. Chacun sait qu'il est tracé, ne serait-ce que par son téléphone, mais il ne s'en souvient pas forcément, ou pas toujours. Surtout, nous ne considérons pas cela comme crucial. Ici se situe la différence profonde entre l'humain et la machine. L'humain oublie et avance quand la machine, elle, n'efface rien, mais n'évolue pas. Dire cela revient à rappeler aux gens que leur téléphone les traque partout, mais ils passent outre notamment, comme nous l'avons dit, du fait de la gratification immédiate. Clairement, notre rapport à la data n'est pas sain. Il n'est pas vraiment adulte et souffre de ce biais cognitif. Ainsi, pour faire émerger des nouveaux outils de collecte de données, notamment de santé, il convient de réinventer le rapport à cela et à ces objets. Trois grands principes doivent guider ces nouvelles règles. Il convient de pouvoir contrôler ce que l'on partage. À savoir : qu'est-ce que je donne ? Pourquoi je le donne et pour combien de temps ? Il convient ensuite d'avoir une capacité simple à révoquer son consentement. Sur ce point, l'individu doit non seulement pouvoir stopper le partage des données quand il le souhaite, mais il doit également bénéficier d'un droit à l'oubli réel et efficace qui efface lesdites données. Cela figure déjà dans la loi, le Règlement général sur la protection des données (RGPD), notamment au niveau européen. Mais en pratique, les acteurs centraux de l'écosystème font en sorte que cela soit si compliqué que personne ne récupère jamais ses données. La dynamique n'est donc, actuellement, pas favorable au consommateur.

Construire les cadres réglementaires, techniques et business

Le manque de confiance est donc compréhensible. Cela dit, si l'on considère qu'il est crucial pour l'hygiène globale, pour la pérennité de nos systèmes de santé et donc pour l'accès – grâce à la médecine longitudinale – à une meilleure santé pour tous, il appartient à tous les acteurs de cet écosystème de la santé d'agir, notamment de penser des lieux de collecte et de partage de la donnée, ainsi que des possibilités de sortie bien plus simple et bien plus réelles. Ainsi, par exemple, dans des systèmes appelés de *Privacy by design*, le consentement de l'utilisateur est éclairé, en ce sens qu'il sait ce qu'il donne, mais surtout il lui est expliqué pourquoi il le donne et comment cela va être traité ensuite pour lui donner des informations comportementales ou de diagnostic. Si d'aventure celui qui capture la donnée n'est pas en mesure d'expliquer à quoi elle sert exactement, alors il faut considérer que cette collecte est illégale. Cela peut paraître restrictif. C'est en fait déjà dans la loi et il conviendrait de l'appliquer plus réellement afin de recréer un univers de confiance pour tous et toutes autour du partage des données. L'avènement de ces technologies nous a fait entrer dans l'ère du *code is law*, qui signifie que l'important n'est pas seulement ce qui est écrit dans la loi, mais aussi et surtout ce qui est implémenté dans les algorithmes pour collecter les données.

Dans son ouvrage *Les algorithmes font-ils la loi ?*[19], paru en 2021, aux éditions de l'Observatoire, la scientifique spécialiste de ces questions, Aurélie Jean, dit d'ailleurs :

> Il convient de comprendre les défis actuels et les solutions recherchées pour anticiper les lois. Cela pour éviter que les algorithmes imposent des règles. Les algorithmes ne sont pas coupables, les responsables sont ceux qui les conçoivent. Il faut encadrer les pratiques de développement, de tests et d'usages des algorithmes.

Et la scientifique de poursuivre la réflexion :

> En d'autres termes, il faut encourager, pour ne pas dire imposer, aux acteurs de construire une gouvernance algorithmique pertinente et efficace pour assurer le bon fonctionnement de leurs outils. Cela passe entre autres par les méthodes de calcul d'explicabilité (des calculs numériques pour extraire une partie de la logique de l'algorithme) qui permettent de mieux comprendre les outils afin d'en souligner des biais ou des dysfonctionnements, et donc les réparer rapidement avant que le mal ne soit fait sur les utilisateurs.

Ce point est l'un des défis majeurs qui est actuellement posé à l'ensemble des acteurs de la santé, GAFAMS compris. Sans la création d'un véritable contrat de confiance, ces technologies ne bénéficieront pas d'une adoption massive et n'entraîneront donc pas de bénéfice notable en termes de santé publique. Pour parvenir à la confiance, un cadre réglementaire doit exister. Il est déjà là. Il faut l'implémenter d'une meilleure façon et surtout prévoir des sanctions lorsqu'il n'est pas appliqué. Cela nécessite également un cadre technique. Il est en cours d'élaboration et de perfectionnement avec, notamment, la blockchain et les différentes architectures de sécurisation des données. Il faut ensuite des usages qui créent des bénéfices tangibles. Si l'on consent à partager les données de santé avec un médecin, c'est parce que l'on escompte en tirer un bénéfice, notamment dans la capacité de ce dernier à établir un meilleur diagnostic que s'il n'avait pas pu accéder aux données.

Pour adopter une technologie, l'utilisateur doit en percevoir les bénéfices et aussi, évidemment, pouvoir calculer ce que cela lui coûte réellement. Dans le cas du système de santé américain, cela est flagrant : si quelqu'un tombe malade, non seulement il perd ses revenus et, une fois qu'il aura épuisé ses réserves, il ne sera plus soigné. Le fait pour cet individu de partager ses données de santé en espérant avoir un meilleur diagnostic et surtout d'éviter de tomber malade est un calcul assez simple.

Le calcul coût/bénéfice est favorable au partage de la donnée. Mais pas avec n'importe qui. Il convient de travailler avec des personnes et des marques en qui il a confiance. Dans l'étude menée par la MACSF et Ipsos, 94 % des patients interrogés accordaient de l'importance à la sécurité de leurs données de santé[20]. Une grande majorité (80 %) avait confiance lorsque les données étaient stockées chez leur praticien, mais cette proportion diminuait en cas de transfert d'information (69 %) ou de stockage sur des applications/objets connectés (45 %). Les patients font donc confiance à leur praticien, mais les applications ou objets connectés sont parfois perçus comme entraînant un déficit de sécurité des données.

En Asie et notamment en Chine, en revanche, le sujet de la protection de la vie privée n'a pas la même valeur puisque le Parti a déjà un accès total aux données. En conséquence, les gens n'ayant pas accès aux médecins – qui ne sont pas assez nombreux – sont tout à fait partants pour partager de la donnée qui leur ouvre un accès à un diagnostic. Le service médical est meilleur. Le cadre européen, et *a fortiori* le cadre français, est moins simple à appréhender. En effet, les Français disposent d'une infrastructure de santé de qualité qui ne coûte globalement pas chère à l'usager. Aussi, le rapport coût/bénéfice sur le partage de la donnée va donc dépendre d'autres choses, comme la nature de la pathologie, par exemple, l'ergonomie des outils, les règles qui prévalent pour les assureurs, etc. Cela dit, dans ce système, la pression sur le financement est colossale. L'intérêt pour l'individu et pour la collectivité – s'il ne veut pas voir le montant des remboursements diminuer de manière inexorable – est d'entrer dans la mécanique de médecine longitudinale. Pour ce faire, le partage des données est essentiel, permet de moins tomber malade et, donc, finalement, de rendre l'ensemble du système plus viable et plus durable.

Le dernier frein qui peut prévaloir au-delà de la façon dont sont partagées et traitées les données s'incarne dans la sécurisation de ces données et plus globalement de l'ensemble des outils digitaux qui vont être demain au cœur de la médecine longitudinale. Imaginons qu'à l'avenir les hôpitaux soient complètement numérisés et connectés les uns aux autres, que certains patients soient en partie à distance grâce à des outils numériques, que les individus dans leur grande majorité adoptent une approche de médecine longitudinale en recourant à l'internet des objets, tout cet écosystème sera donc interconnecté et dépendant. C'est le sens des débats que l'on peut voir dans la majorité des pays développés sur la constitution d'un dossier médical partagé entre tous les acteurs du soin. En France notamment, ce dossier partagé devrait permettre aux professionnels de santé d'avoir accès à l'historique complet du patient afin de bien diagnostiquer une pathologie spécifique, et aux pharmaciens de délivrer des médicaments en évitant au maximum les interactions. Ainsi, il décharge le patient de sa charge mentale (et parfois physique) liées aux résultats d'examens passés.

Reste un risque : celui d'une cyberattaque sur ces outils. Aussi, il convient dès à présent de se poser la question de la sécurisation et d'y répondre avec une grande attention. Le risque zéro d'attaque n'existe évidemment pas. Mais pour créer un climat de confiance qui soit favorable à l'adoption des technologies, la preuve de la prise en compte de la sécurité, ainsi que de sa solidité doit pouvoir être fournie aux utilisateurs.

Les renseignements médicaux personnels et les documents de recherche (formules de médicaments, résultats d'essais cliniques, etc.) que stockent les organismes de santé dans le *cloud* sont des informations très recherchées par les cybercriminels. Un risque qui menace le fonctionnement même de l'e-santé, l'intégrité des données utilisées, la qualité des soins, la régulation du système de santé ainsi que celle des flux financiers afférents.

Une chose est sûre : plus une structure investit dans la technologie, plus elle devra investir dans la cybersécurité. Des ressources et des stratégies dédiées doivent être mises en place par tous les acteurs concernés. L'un ne va pas sans l'autre. Cela suppose, notamment, d'évaluer les menaces, de détecter les points de vulnérabilité, de mettre en place une surveillance active des systèmes, d'élever le niveau d'exigence vis-à-vis des fournisseurs, de sensibiliser le personnel et de coopérer pour accroître la résilience du secteur. C'est aussi l'une des conditions nécessaires à l'avènement de la médecine longitudinale.

Sécurisation, acculturation des individus quant au fonctionnement des technologies, renforcement du cadre réglementaire par son application plus stricte et mise en musique d'une architecture de coût/bénéfice claire dans le fait de partager les données sont donc au cœur des conditions de mise en marche d'une médecine longitudinale réelle. Pouvoirs publics, individus et entreprises en sont les architectes principaux. Reste que les soignants et les personnels assimilés en sont les maîtres d'œuvre.

Impliquer les professionnels de santé

L'autre enjeu de taille pour créer un univers de confiance est celui de l'adoption et de la promotion de ces outils de médecine longitudinale par les soignants et les personnels assimilés. Soyons transparents, pour le moment, nous en sommes très éloignés. Pour plusieurs raisons. Durant tous les cursus d'études médicales ou paramédicales, aucune sensibilisation et aucune formation ne sont dispensées quant à ces nouvelles approches. Jamais avant de devenir médecin généraliste, infirmier ou chef de service à l'hôpital, ces derniers n'ont été ni sensibilisés, ni formés à la façon d'interagir avec des outils connectés, ni à la façon de suivre les pathologies d'un patient à distance grâce à un système d'alerte, par exemple. Malgré ce manque de sensibilisation, certains praticiens sont heureusement très ouverts aux nouvelles technologies. Ainsi, dans l'enquête Ipsos/MACSF citée précédemment, 38 % des professionnels de santé interrogés citent parmi les apports potentiels de l'IA une « meilleure fiabilité des soins ». Ensuite, la digitalisation des hôpitaux nécessite des moyens importants, dont les établissements n'ont pas disposés jusqu'à présent. Dans un rapport sur la situation de l'hôpital et le système de santé en France remis au Sénat en mars 2022, la commission d'enquête souligne le « retard colossal que la santé a pris dans le domaine du numérique », notamment lié à la « vétusté de certains équipements et logiciels, à une interopérabilité insuffisante entre les services et entre les établissements et à une sous-utilisation des innovations existantes[21] ».

L'enveloppe de 2 milliards d'euros du volet numérique du Ségur de la santé[22] devrait permettre d'accélérer le virage numérique de la santé en France, mais on peut regretter que celle-ci serve à combler un retard dans un pays qui aurait eu les moyens d'être précurseur dans le domaine.

Heureusement, nombreux sont les médecins et/ou les établissements qui, malgré le manque de formation et de moyens, ont compris l'enjeu et se sont démenés pour moderniser la prise en charge de leurs patients. Quand ils sont en exercice et que leurs hôpitaux ou eux-mêmes en font la démarche, alors les choses s'enclenchent facilement et les taux d'adoption et de satisfaction de ces dispositifs sont globalement bons. Problème : ils sont actuellement l'apanage des curieux et le travail d'adoption s'apparente à une pierre brute à peine dégrossie.

Ces outils de médecine longitudinale sont pourtant un moyen puissant de réinvention des rapports avec les patients, et plus largement une forme de réévaluation des tâches que le soignant doit accomplir. En effet, là où il devait être au centre de tout et penser à tout, sous peine d'en être responsable, avec la médecine longitudinale et les outils connectés de suivi des maladies chroniques, il peut se consacrer à l'essentiel : à savoir l'établissement d'un diagnostic, et le cas échéant, la prescription d'un traitement.

Plusieurs scénarios sont d'ailleurs possibles. Soit le système collecte des données et les remonte vers le médecin qui les analyse pour ensuite déterminer un traitement avec le patient, soit le système est configuré pour traiter les données et alerter le médecin en fonction des anomalies. Celui-ci va ainsi vérifier les résultats, et surtout établir le diagnostic et le traitement, afin de corriger les anomalies. La valorisation du traitement et surtout de la capacité de diagnostic est ici puissante. En effet, le médecin dispose de plus d'informations traitées qui l'alertent. Il établira quasi systématiquement un meilleur diagnostic que s'il n'y avait pas eu accès. La troisième possibilité est celle d'un système autonome qui, pour les pathologies simples, permet d'abord, dans la mesure du possible, de les éviter *via* le suivi de constantes en donnant des conseils de comportements gratifiants à l'utilisateur de la solution connectée, ou d'établir un diagnostic. Le rôle du médecin est ici quasi inexistant. Il peut être là en amont dans l'entraînement des algorithmes ou en aval pour contrôler les analyses de l'outil.

Ainsi, les possibilités sont multiples et sont surtout au cœur de la révolution douce de la santé. Reste à vaincre la forme de loi d'airain qui nous ralentit. Loi d'airain selon laquelle cet investissement dans la formation, la recherche et la mise en place de tout cet écosystème de la médecine longitudinale prédictive est colossal dans un système sous tension économique permanente. Pour le dire autrement : cela rapportera beaucoup à long terme, mais grèvera le budget global sur le court terme. Quel équilibre est acceptable par la population ? Comment entrer dans une nouvelle logique ? Les questions sont légitimes. L'un des arguments qui peut, peut-être, être avancé pour mettre le sujet toujours plus en perspective est celui de l'égalité. Actuellement, ces nouveaux outils commencent à émerger, sont onéreux et sont réservés aux plus fortunés, qui sont déjà les mieux soignés et qui améliorent encore de par leur position dans la société leur bien-être et leur santé. Peut-on véritablement se satisfaire de cela ? Dans une réflexion collective amenée par la pandémie qui a montré les failles de nos organisations, devrait-on réfléchir collectivement vraiment à un système de santé plus équilibré entre Hygie et Panacée et donc à un système de santé plus durable et plus soutenable ? Profitons de ce moment de réinvention pour justement poser les questions autour du déséquilibre flagrant de nos systèmes de santé en faveur de Panacée au détriment d'Hygie, cela d'autant plus lorsque l'on vient de s'apercevoir qu'il peut être complexe pour Panacée de tout supporter seule.

Et les entreprises dans tout ça ?

Réfléchir collectivement implique forcément les pouvoirs publics, les individus ainsi que les soignants. Cela implique également d'y associer les entreprises. Au fond, le projet de médecine longitudinale repose sur une idée forte : celui de la prévention. De même qu'en termes de sécurité routière, il est toujours plus difficile d'allouer des subsides au financement de politique de prévention ou de recherche, plutôt qu'à des outils de contrôle et de répression nécessaires, en médecine, il est toujours plus difficile de faire financer la prévention et la recherche que le soin qui, lui, guérit ou du moins tente de le faire. Dans cette optique, les entreprises ont peut-être un rôle clé à jouer. À tout le moins, cela mérite d'être discuté et questionné. Depuis plusieurs années maintenant, les entreprises sont tenues légalement de fournir une mutuelle à leurs collaborateurs.

Depuis le mois de juillet 2022, l'ensemble de la chaîne de santé est tenu de remonter aux assureurs et aux employeurs les données macro-santé de l'ensemble des soins dispensés aux collaborateurs d'une entreprise. Ainsi, un employeur connaîtra la proportion de maladies cardiovasculaires ou de diabète dans ses effectifs. Cela ne lui servira pas à contrôler ses salariés, mais plutôt à imaginer des campagnes de prévention en hygiène et santé publique à destination de ses collaborateurs. Si l'on se place d'un point de vue seulement économique, les entreprises y ont un intérêt flagrant, puisque des collaborateurs en meilleure santé sont des collaborateurs plus performants et moins absents. Dans le même ordre d'idées, avec un marché du travail occidental qui semble tendre vers le plein emploi, l'entreprise en devenant l'un des sponsors de la prévention santé pour ses collaborateurs se donne un atout supplémentaire pour les fidéliser.

Cet angle de vue constitue l'ouverture d'un nouveau champ des possibles dans le financement des outils de prévention et dans la création de bases de données globales. Évidemment, dans ce cadre, l'entreprise n'a pas accès aux données personnelles. Ce sont des données de macro santé qui permettent d'avoir une vision panoramique globale. L'État en tant qu'employeur pourrait aussi opérer ce travail, afin de mieux orienter ses politiques de santé publique, puisqu'il disposerait d'une connaissance plus fine des pathologies.

Poser cette idée semble être une innovation. Et elle l'est, puisqu'elle a été complètement oubliée. En effet, si l'on se replonge dans l'histoire, l'entreprise a toujours été l'un des fers de lance de la prévention en hygiène pour disposer d'une main-d'œuvre en bonne santé sur le lieu de travail.

Finalement, pour créer de la confiance, il convient d'associer le collectif. D'abord dans l'acculturation des utilisateurs, mais aussi dans celle des soignants. Ensuite, dans la façon de trouver l'équilibre dans ce que l'on partage, pourquoi on le partage et surtout ce que celui-ci apporte à chacun d'entre nous. Enfin, il demeure évidemment une question de sécurité et de financement.

II
Vers un nouveau contrat social de la santé

4.
Des modèles à bout de souffle

« Pénurie de soignants : la grande peur de l'été », titrait dimanche 15 mai 2022 sur deux pages, le *Journal du dimanche*[23]. Dans l'enquête, des mots durs. Ceux d'un directeur d'hôpital. « On a tellement paupérisé le système de soins qu'il est à bout de souffle, estime ce haut fonctionnaire. C'est comme sur un toboggan : une fois la descente amorcée, la chute est inévitable ». S'ensuivent plusieurs interventions qui vont dans le même sens. Une experte du secteur prédisant même un « enfer » à venir. Il faudrait un livre entier pour recenser toutes ces alertes et articles qui mettent en avant la tension croissante de notre système de santé. Celle-ci est évidente. Déjà présente et flagrante face à nous, elle a été soulignée par la pandémie de Covid-19.

Dans son rapport annuel 2021, la DREES (Direction de la recherche, des études, de l'évaluation et des statistiques de santé), qui est une direction de l'administration centrale des ministères sanitaires et sociaux, a établi plusieurs constats[24].

> La consommation de soins et de biens médicaux (CSBM) est évaluée à titre provisoire à 209,2 milliards d'euros. Elle progresse de 0,4 % par rapport à 2019, soit le rythme de croissance le plus faible jamais observé depuis 1950 du fait de la crise sanitaire. Ses composantes progressent à des rythmes très disparates compte tenu des impacts différenciés de la pandémie de Covid-19. Alors que les soins hospitaliers progressent de 3,7 % en 2020, les dépenses de soins ambulatoires sont en repli de 2,5 %, peut-on ainsi y lire.
>
> Autre information notable :
>
> La France consacre au total 11,2 % de sa richesse nationale à la santé, soit 1,2 point de plus que la moyenne de l'Union européenne. Elle reste le pays de l'OCDE où les ménages sont le moins mis à contribution financièrement[25].

Des éléments factuels qui rendent plus insupportable encore le fait de se dire que ce système pourrait être en péril. Car péril il y a.

En France, toujours selon l'OCDE, le nombre de médecins a diminué pour passer de 3,2 pour 1 000 habitants à moins de 3 entre 2000 et 2019, à tel point qu'il a été recommandé d'augmenter de plus de 20 % le nombre d'étudiants en médecine[26]. Côté Sécurité sociale, les dépenses en maladies s'élevaient à 228,1 milliards d'euros en 2021 (en hausse par rapport aux années précédentes), tandis que, dans le même temps, notamment du fait de la pandémie et alors qu'un équilibre du régime général était envisagé pour 2023, le déficit global de la Sécurité sociale s'est établi à 39,7 milliards d'euros. Des éléments factuels qui viennent aussi souligner le déséquilibre profond et réel de notre système hexagonal. Cependant, ce constat pourrait aussi être dressé avec des indicateurs différents pour d'autres pays occidentaux équivalents au nôtre.

Chacun pourrait finalement s'en accommoder et tant bien que mal se dire que cela fonctionne quand même. Alors, que faire ? L'objet de ce livre n'est pas de se transformer en manuel indigeste sur ce qu'il faudrait faire dans une forme de liste à la Prévert. Non, l'objet de ce livre est de tenter de brosser des esquisses d'avenir. Non pas dans l'intendance des mesures à prendre, mais plutôt dans la modification nécessaire de l'état d'esprit. En somme, notre modeste contribution n'est pas ici de dire comment, mais plutôt de dire pourquoi. Pourquoi il est crucial de collectivement réfléchir à la façon de redonner du souffle à nos systèmes de santé qui sont notre bien commun.

Tous les constats ont été dressés. Résumons à grands traits l'équation. Un patient coûte en moyenne 2 481 euros par an à l'Assurance maladie, et ce chiffre augmente régulièrement du fait que nous vivons plus longtemps. Problème :

le budget, lui, n'augmente pas, il tend même à baisser. Nouveau problème, et c'est encore une bonne nouvelle, les progrès de la médecine nous permettent d'être mieux soignés et donc de vivre toujours plus longtemps. Conclusion : nous allons continuer toujours un peu plus à endetter notre système puisque les progrès de la médecine vont nous faire vivre toujours plus longtemps et le budget, lui, va continuer de diminuer.

Plusieurs solutions s'offrent à nous : attendre d'être acculés pour prendre des mesures drastiques qui, finalement, ne satisferont personne et mettront à mal notre système de mutualisation des coûts.

Une autre solution serait de rééquilibrer Hygie et Panacée en faveur de la première, afin que nous tombions moins souvent malades et que nous puissions aussi grâce aux technologies être autonomes plus longtemps. Depuis l'apparition de la pharmacopée chimique, la prise en charge des patients a évolué, notamment le rééquilibrage entre la prévention et le soin s'est fait de manière très importante en faveur de ce dernier, permettant un gain d'espérance de vie important au cours du XXe siècle. Il se dit, parfois, que tout est symbole. Les différents noms donnés au ministère de la Santé sont à ce titre révélateurs. Au début du XXe siècle, l'entité qui a en charge ces questions porte le nom de ministère de l'Hygiène, de l'Assistance et de la Prévoyance sociale. Il devient au tournant des années 1930 le ministère de la Santé publique et de l'Hygiène pour changer complètement après 1945 et devenir, pendant de nombreuses années, le ministère de la Santé et des Solidarités. Il est désormais dénommé ministère de la Santé et des Affaires sociales. Changement de paradigme tout au long de notre histoire qui a transformé une prévoyance et une hygiène en santé et affaires sociales. Comme pour signifier le changement de nature de notre système désormais quasi exclusivement tourné vers le soin (Panacée) et oubliant la prévention ou prévoyance (Hygie). Bien sûr, la prévention et l'éducation pour la santé font partie des prérogatives de ministère de la Santé et de la Prévention (ce dernier terme ayant d'ailleurs été ajouté en mai 2022) et de nombreux organismes, qu'ils soient publics (ARS, Santé publique France) ou associatifs, développent des programmes et des projets de prévention. Cependant, les ressources allouées à la prévention restent très marginales par rapport à l'ensemble des dépenses de santé. Peut-être est-il venu le temps de réunir le triptyque : santé, affaires sociales et hygiène. Comme pour symboliser un équilibre entre la prévention et le soin, entre Hygie et Panacée. Nous y revenons continuellement, mais elles sont au point nodal des questions qui nous préoccupent ici tous autant que nous sommes. Soyons clairs : le propos n'est pas de revenir à une conception XIXe siècle de l'hygiène, mais de la transformer en hygiène 4.0, afin qu'elle contribue à redonner du souffle à l'architecture de notre système de santé.

Dans son livre *Sapiens. Une brève histoire de l'Humanité*[27], le chercheur Yuval Noah Harari décrit d'ailleurs comment de tout temps l'humanité s'est posé la question de son hygiène. Ainsi, souligne-t-il, il est possible que la sédentarisation et son corollaire, la révolution agricole, soient nés non pas d'une nécessité matérielle, mais d'un impératif culturel ou spirituel : « Il est fort possible que les chasseurs-cueilleurs soient passés de la cueillette du blé sauvage à la culture intensive du blé [...] pour soutenir la construction et l'activité d'un temple. » Et le chercheur d'ajouter en substance que la proximité – due à la volonté de construire ces temples qui peuvent être les ancêtres de nos villes – engendra le développement des épidémies et le régime basé sur un seul aliment qui affaiblit le métabolisme. Loin des difficultés des systèmes de santé ? En aucune manière. Ce que démontre Harari en évoquant la révolution agricole, il y a 11 000 ans, peut s'appliquer peu ou prou à la révolution digitale et à l'émergence de l'« économie de l'attention » que nous vivons et qui nous place toujours plus en position sédentaire et passive par rapport à notre santé, notre bien-être et notre hygiène, au sens d'hygiène de vie.

L'essoufflement des systèmes de santé n'est pas une fatalité

Cet essoufflement qui frappe nos systèmes de santé a ceci de particulier et d'ambigu qu'il est à la fois un progrès – allongement de la durée de vie et progrès de la médecine – et une bombe à retardement. Cela relève de la question du financement, de la difficulté d'accès aux soins, du déficit de prévention, du déficit de personnalisation, mais aussi de transparence dans l'élaboration des parcours de soins.

Globalement, on observe une véritable dégradation concernant nos systèmes de prévention. Paradoxalement, alors que les individus vivent plus vieux, ils sont plus nombreux à être malades. Comme si l'adage célèbre du Dr Knock « tout bien portant est un malade qui s'ignore » devenait une forme de réalité. Ainsi, plus de 24 millions de Français souffrent aujourd'hui d'une maladie chronique, et ce chiffre est en constante augmentation. Le diabète en est l'illustration la plus flagrante, en progression constante, puisqu'il touche environ 4 millions de Français et pèse pour 8,6 milliards d'euros par an, soit 5 % des dépenses de santé[28]. Il en va de même pour la catégorie « affections longue durée » de la Sécurité sociale (maladie cardiovasculaires, cancer longue durée, troubles mentaux, etc.). Ainsi, le nombre de personnes concernées est passé de 6,7 millions en 2004 à plus de 10,7 millions en 2017, soit un Français sur six. De quoi largement s'interroger sur le modèle du tout médicament, non ?

Tout cela évidemment sans compter les troubles de la santé mentale en constante évolution, aggravés par la pandémie de Covid-19, alors que, selon l'OMS et le consensus scientifique, le bien-être psychologique fait partie intégrante de la santé. En 2020, plus de 13 millions de personnes étaient touchées par des troubles bénins ou sérieux de la santé mentale[29]. Des chiffres qui laissent pantois et qui invitent à imaginer de nouvelles façons de faire.

À tout cela viennent s'ajouter les inégalités d'accès aux meilleurs soins, selon l'intégration dans le système de santé par le biais d'un réseau social ou non, ou selon le lieu d'habitation. Durant la campagne électorale pour la présidentielle en France en 2022, tous les candidats, sans exception, ont d'ailleurs consacré un chapitre de leur programme à cette question. Et pour cause, selon une enquête documentée du *Monde*[30] parue en avril 2022 et basée notamment sur les travaux du géographe de la santé Emmanuel Vigneron, la situation n'a fait qu'empirer dans les quinze dernières années.

> La densité médicale par département, soit le nombre de médecins généralistes (libéraux exclusifs et exercice mixte) par rapport à la population, a diminué en moyenne de 1 % par an en France sur cette période. Les trois quarts des cent départements français voient leur situation se dégrader, seuls dix-sept se trouvent en stagnation, huit en amélioration. Dans la vingtaine de départements où la chute a été la plus rude, la desserte est alarmante, elle atteint un médecin pour quelque

1400 habitants en moyenne – contre un pour 1 025 à l'échelle nationale. Les déserts s'étendent, comme des taches d'huile, constate Emmanuel Vigneron.

On voit bien que les mesures mises en place jusqu'ici, principalement des aides financières à l'installation en territoire sous-dense, sont loin de suffire, lit-on ainsi dans le quotidien du soir.

Constat sans appel qui est confirmé par les chiffres de l'Assurance maladie elle-même, puisqu'elle chiffre à 6,3 millions le nombre de patients qui se trouvent sans médecin traitant, soit 11 % de la population d'assurés, contre 5,1 millions en 2017. Selon une étude de la direction statistique du ministère de la Santé citée par *Le Monde* en 2020 et datant de 2018[31], 3,8 millions de personnes habitent un territoire sous-doté. Ils sont 7,4 millions, selon une enquête de l'Association des maires de France-Mutualité portant sur la même année. Les inégalités géographiques d'accès aux soins ne font donc qu'empirer, et ce malgré une volonté politique de renforcer l'accès territorial aux soins et le travail de terrain mené en ce sens par les agences régionales de santé (ARS) et leurs partenaires au niveau local.

Or, si nous voulons préserver cette capacité de soigner à des coûts raisonnables avec un accès pour tous, il va nous falloir repenser notre rapport aux soins. Dans cette optique, il faudra envisager de les mixer avec toujours plus de prévention et de médecine longitudinale, dans le sens où elle seule pourra nous réapprendre à nous servir de nos corps et de nos organismes comme des outils qui permettent de rester en meilleure santé. Tout se passe comme si, au niveau de la santé au sens large, nous nous trouvions, comme pour la question de l'environnement, dans une forme de milieu du gué. En effet, on perçoit bien que l'urgence est là, néanmoins, le danger est encore un peu trop loin pour engendrer l'action.

En tirant la métaphore entre la question environnementale et la santé, de nombreuses concordances se font jour. Ainsi, dans un ouvrage collectif prémonitoire[32] paru avant la pandémie aux éditions du CNRS, des chercheurs pointaient déjà en 2017 le risque de résurgence des pandémies et invitaient à « poser un autre regard sur la santé » prenant « en considération les transformations de l'environnement et l'évolution de nos modes de vie ». L'encyclopédie *Universalis* va même encore plus loin en parlant d'une « écologie de la santé » :

> L'originalité de cette école de pensée est d'élargir le champ d'analyse, classiquement centré sur la santé humaine, pour considérer à la fois les modifications des écosystèmes, les problèmes de pathologie animale et la santé humaine, avec toutes leurs interactions directes et indirectes[33].

L'analogie peut apparaître audacieuse. N'est-ce pas parce qu'elle casse les codes de la pensée traditionnelle ? Continuons un peu de développer la métaphore. Les causes de l'accroissement du diabète et des maladies métaboliques sont évidemment multifactorielles. Cependant, l'une des causes principales est bel et bien la question de l'alimentation et de l'industrie agroalimentaire, qui invite les individus à consommer des produits transformés et à tomber dans une consommation plaisir qui a un impact négatif sur la santé. Une récente méta-analyse de vingt-cinq études de cohortes, incluant près de 400 000 patients atteints de diabète de type 2 et résidant dans les cinq continents, a confirmé que les habitudes alimentaires comportant une importante consommation de viande transformée, viande rouge, frites et produits à haute teneur en graisse ou graines raffinées étaient associées à un risque accru de diabète[34]. De même, comme dans la forme de course au « tout productif », qui concourt à l'émergence de nos systèmes économiques, le monde de la santé n'est pas exempt de ce travers. Des médicaments sont produits en toujours plus grande quantité chaque année. Selon les chiffres établis par le Leem (Les entreprises du médicament), syndicats français de l'industrie du médicament, la progression est constante. Ainsi lit-on dans leur rapport annuel[35] :

> En 2020, le marché mondial du médicament a atteint 1 203 milliards de dollars de chiffre d'affaires (environ 987 milliards d'euros), en croissance de plus de 8 % par rapport à 2019. Le marché américain (États-Unis) reste le plus important, avec 46 % des ventes mondiales, loin devant les principaux marchés européens (Allemagne, France, Italie, Royaume-Uni et Espagne), qui réalisent 15,5 % de parts de marché, le Japon (6,6 %) et les pays émergents (Chine et Brésil), 9,8 %.

Il ne s'agit pas ici de contester l'intérêt de produire et de financer la recherche de médicaments et traitements nouveaux, mais toujours d'interroger l'équilibre du système. Dans un moment où chacun peut convenir qu'un essoufflement est là, peut-être est-il venu le temps d'une approche plus holistique, plus complète et plus complexe de la société. Toutes les problématiques que les entreprises et les États ont à traiter avec la question de leur responsabilité sociale et de l'impact de leur activité sur la planète concernent aussi les industries de santé, pire, tout cela a une influence réelle sur l'état de santé générale de la population (perturbateurs endocriniens, etc.).

Plus globalement, cela concerne notre approche de la santé. L'interrogation que nous portons est simple : comment le high-tech peut-il nous aider à revenir à une forme de santé low-tech, qui serait meilleure, plus responsable, plus durable et qui, surtout, redonnerait du souffle au système dans sa globalité. Une antienne qui pourrait se résumer à la formule suivante : moins de chimique, plus de naturel. Non pas dans une contestation de l'utilité de la chimie, mais plutôt dans une volonté d'y recourir le moins possible, et surtout le plus tard possible. Il y a cette idée déjà développée d'une meilleure observation de notre corps humain et de ses constantes grâce à la technologie, afin qu'il devienne, grâce à de meilleurs gestes d'hygiène quotidienne, un outil plus performant encore de notre meilleure santé et de notre bien-être. Comme il convient de sortir, ou à tout le moins de limiter, en économie, notre recours à l'hypermondialisation et à l'hyperproduction, il est également crucial de sortir de la boucle infernale de la dépense médicamenteuse pour la rééquilibrer en faveur de la mécanique de précision du corps humain. L'exemple des opérations du genou est à ce titre révélateur. Entre 2008 et 2013, le nombre de genoux opérés en France pour y intégrer une prothèse a bondi de 33 % selon les chiffres de Statista[36].

De même, selon une étude épidémiologique prédictive de 2008 à 2070 publiée par l'université d'Aix-Marseille[37], le nombre d'actes chirurgicaux de pathologies au genou sera en constante augmentation. Cette évolution est bénéfique pour les patients qui souffrent de troubles de la mobilité. À deux bémols près.

Ne pourrions-nous pas, à condition de le décider, faire en sorte que l'activité sportive tout au long de la vie soit plus régulière, faire attention – grâce à l'observation quotidienne des constantes que permettent les outils connectés – à l'évolution du poids, qui pèse pour une grande partie sur l'ensemble des pathologies du genou ? Il ne s'agit pas de ne plus traiter les problèmes, mais de les prévoir, de les anticiper et même, pourquoi pas, de les éviter avec un rééquilibrage global de notre système de santé du « tout soin » vers une plus grande part de prévention rendue possible, et finalement assez simple, grâce à la technologie.

Au fond, ce que nous avons construit est un système parfait. À une exception près : du fait des évolutions historiques, industrielles et sociétales, il s'est peu à peu déséquilibré pour ne marcher que sur une jambe : celle du soin. Les individus ont perdu ce qu'ils savaient très bien faire : entretenir une relation à leur hygiène individuelle et une relation plus raisonnée au monde. Les États ont également perdu une approche tournée vers la pédagogie.

À force de ne marcher que sur une jambe, notre système de santé a pu donner l'impression que tout comportement individuel pouvait être corrigé ou soigné par une prise en charge médicale thérapeutique. Cela en négligeant que toute pathologie n'est pas curable et parfois implique une dégradation de la qualité de vie. Il est temps de construire un nouvel équilibre où le soin sera plus frugal, mais plus efficace, car il sera désormais aidé par la prévention. Véritablement aidé.

5.
Quel modèle de santé à l'horizon 2030 ?

« La crise, c'est quand le vieux monde peine à disparaître et le nouveau tarde à éclore », soulignait le philosophe italien Antonio Gramsci. Il ajoutait : « C'est dans ces clairs-obscurs que peuvent naître les monstres. »[38] Évidemment, Gramsci s'intéressait aux questions politiques, mais sa maxime est intéressante. Sur le plan de la santé, nous sommes dans un clair-obscur. Les failles comme les zones de lumière sont face à nous, un cycle est en passe de se terminer et il nous appartient de penser à une nouvelle construction. Sera-t-elle monstrueuse ? Assurément, non. C'est l'une des bonnes nouvelles qu'apporte cet ouvrage. Reste à savoir comment l'éviter, car le précipice est toujours possible.

Lors de la pandémie de Covid-19, les États ont réagi de manières très différentes selon leurs cultures et la nature de leurs régimes politiques. Les uns ont tout de suite pris la décision, face à la menace planante d'une pandémie, de confiner la population tout en gardant une forme démocratique. Tandis que les autres ont décidé de confinements moins stricts, faisant le pari de l'émergence d'une immunité collective. Ces derniers ont été très peu transparents sur la réalité de l'ampleur de la pandémie sur leur territoire, ont continué un contrôle social de leurs populations et ont finalement très peu réussi à lutter efficacement contre la pandémie.

De par ces différentes réactions, il est clair que la question démocratique est au cœur du processus, de même que l'on peut s'interroger sur la manière dont on envisage la place des individus, leur santé et le risque qu'ils encourent dans les différentes sociétés concernées. Finalement, et sans entrer dans le détail des réactions que chacune et chacun connaît bien et peut discerner dans les grands traits partagés, trois modèles de réaction ont émergé et ces trois modèles de réaction sont également les trois modèles de systèmes de santé possibles s'offrant à nous pour l'avenir.

La « dictature sanitaire » chinoise

En France et dans tous les pays occidentaux, pendant la pandémie de Covid-19, un puissant mouvement anti-vaccination a vu le jour. L'un des arguments de ces militants était de dénoncer sempiternellement la mise en place d'une « dictature sanitaire », puisque les différents gouvernements décidèrent selon différentes modalités de la restriction de nos libertés pour préserver la vie des plus vulnérables. Ils avaient raison, la dictature sanitaire existe : elle est en Chine. Et surtout, elle est l'un des modèles de santé qui, dans le futur, sera parmi ceux qui vont s'imposer toujours un peu plus.

D'abord, les faits. La Chine est un des seuls pays au monde à avoir opté pour la stratégie « zéro Covid », en décidant de mettre en place un fort contrôle social de sa population, qui risquait la prison en cas d'infraction aux règles établies dans la zone d'habitation – à la différence de la zone Australie/Nouvelle-Zélande, où la stratégie « zéro Covid » a pu se concilier avec une approche démocratique et des confinements lourds, mais ciblés. La Chine a institué notamment des confinements forcés. En septembre 2020, alors que l'épidémie était encore très présente partout dans le monde,

> Xi Jinping plastronnait en affirmant que la lutte contre la pandémie de Covid-19 démontrait la « supériorité » de la direction du Parti communiste et du système socialiste chinois. Même si les chiffres sont hautement sujets à caution en Chine, le nombre de morts restait effectivement ridiculement bas par rapport à la plupart des pays, les contaminations étaient devenues résiduelles et la croissance économique était en train de déjà repartir. Grâce à la stratégie « zéro Covid », consistant à appliquer de façon stricte le triptyque « tester, tracer, isoler » et en se coupant du reste du monde, le

> régime pensait qu'il serait le premier à pouvoir tourner la page de l'épidémie », écrit dans *Le Monde* Stéphane Lauer en janvier 2022[39].

Quelques lignes plus loin, le journaliste poursuit :

> C'est exactement le contraire qui est en train de se produire. Au moment où les pays européens commencent à lever les mesures de restriction avec la décrue de la vague liée au variant Omicron, la Chine se retrouve empêtrée dans une surenchère sanitaire pour maintenir, coûte que coûte, le « zéro Covid ». Mais ce qui est apparu un temps comme une protection efficace oblige désormais le pouvoir à basculer dans une fuite en avant, source de tensions sociales et de perturbations économiques qui risquent d'avoir de lourdes conséquences.

Au mois de mai 2022, la situation ne s'était pas arrangée et des heurts étaient apparus à Shanghai, notamment, entre les forces de l'ordre et une population, qui bénéficie d'une ouverture plus grande sur le monde et qui comprend bien l'impasse du régime. Il en va de même dans la Russie de Vladimir Poutine, qui, dépassée par les événements, a « laissé filer l'épidémie », qui a fait pas loin d'un million de morts au début 2022[40].

Pourtant, ces deux États, surtout la Chine, bénéficient, par rapport aux Européens et aux Américains, d'un avantage concurrentiel important dans l'intégration des outils connectés de santé numérique qui tendent vers la médecine longitudinale. En effet, leurs infrastructures de santé sont basiques, voire insuffisantes, et leurs populations sont bien conscientes que les appareils d'État connaissent les moindres recoins de leurs vies privées. Ainsi, pour elles, le calcul coût/avantages du partage de données de santé est très simple. Leur *privacy* étant quasi inexistante, le fait de partager de la data va leur procurer instantanément des bénéfices. Au rang desquels, et non des moindres : la possibilité d'accéder à un médecin grâce aux outils connectés et aussi, plus globalement, à un suivi médical, à une forme de prise en charge et à une santé globale meilleure que celle qu'ils ont actuellement. Le gouvernement chinois, lui, a tout intérêt à encourager le développement de ce marché, puisqu'ainsi il pourrait se targuer d'avoir œuvré pour le bien-être de la population.

Paradoxalement, la Chine bénéficiera d'une facilité déconcertante pour mettre en place ce type de solutions puisque la caractéristique du pouvoir chinois est d'agir par la contrainte. Au sein même du territoire chinois, les cités-États comme Shanghai pourront même s'y engager encore plus facilement puisqu'elles ont déjà une population homogène facilement mise en musique. En partant de rien, la Chine aura la capacité, si elle le décide, d'implémenter facilement les dispositifs de médecine longitudinale. Il restera un écueil majeur : le manque d'infrastructures de soins. La médecine longitudinale n'est efficace, utile et complètement pertinente si, et seulement si, elle s'accompagne d'un système de soins qui peut prendre le relais rapidement, avec agilité, au moment où la prévention ne suffit plus. Hygie et Panacée, toujours. La Chine peut donc être forte rapidement sur le pilier Hygie, mais sera toujours en retard sur le plan Panacée. Une forme de déséquilibre inversé.

Le modèle libéral américain et anglo-saxon

Pour les États-Unis, l'approche est différente. La principale question outre-Atlantique est celle de l'égalité. Les États-Unis proposent un système de santé efficace et bien organisé. Seulement, la santé là-bas est un luxe et non un droit, comme elle peut l'être en France ou en Europe. Cela signifie que les nouvelles technologies sont accessibles à ceux qui sont prêts à faire les investissements nécessaires. Pour tirer le trait, si une personne est atteinte d'un cancer aux États-Unis, elle ne sera pas assurée, à moins qu'elle ne soit très riche. Ainsi, si elle souhaite accéder aux soins et éventuellement à des technologies, elle devra payer le coût réel de son cancer ou un peu plus. Le système américain a oublié l'une des valeurs cardinales qui est celle de l'égalité.

Cependant, si l'on s'intéresse à la possibilité de l'édification d'un nouveau type de médecine au milieu de l'existant, les États-Unis, et derrière eux le monde anglo-saxon dans son ensemble, possèdent de sérieux avantages pour y entrer de plain-pied. Goût du risque, technophilie, appât du gain auxquels s'ajoutera un état d'esprit d'entreprise. L'économie américaine fonctionne d'une telle façon que des start-ups innovantes pourront trouver les fonds pour financer la création d'objets connectés de santé du quotidien ou de suivi des maladies, et les GAFAMS ne manqueront pas aussi d'entrer dans la bataille autour de ce marché.

Ainsi, dans le modèle anglo-saxon, il est peu probable d'assister à un changement complet d'état d'esprit, mais plutôt à l'émergence d'une cohabitation libre, sauvage, sans vraiment de règles entre les différentes possibilités d'accès aux soins. Qu'ils soient dans une logique de Panacée ou d'Hygie. « *Let the market do its job* », pourrait-on résumer. Dans ce modèle anglo-saxon, c'est bel et bien l'équation de marché qui prévaudra sur toutes les autres et qui arbitrera la façon dont l'adoption de ces techniques de médecine longitudinale pourra se faire. Cela en étant toutefois contrôlé et réglementé par la FDA (Food & Drug Administration), qui est soumise à toutes les batailles de lobbying possibles puisqu'une fois qu'elle a délivré le sésame, tout est envisageable. Le bémol pourrait être celui de l'assiette des gens qui adopteront au départ ces technologies. Si elles demeurent onéreuses, et qu'elles sont à la charge unique des citoyens, alors, elles seront peut-être cantonnées pour un temps à un seul type de population. Cela crée un biais dans l'entraînement des algorithmes. Aussi, il faudra aux gouvernements de ces pays qui décideront de favoriser l'émergence d'un tel marché compléter ces incitations avec une politique de sensibilisation et d'explications du calcul coûts/bénéfices qui prévaut pour chacun. Outre-Atlantique, nous l'avons vu, ce calcul peut constituer un argument massue en faveur de l'adoption d'un dispositif de médecine longitudinale puisque, encore plus qu'en France ou en Europe, il est crucial dans ces modèles de santé de ne pas tomber malade du fait des soins très coûteux et de la dégringolade sociale souvent vertigineuse à la suite d'une maladie.

Dans sa gestion du Covid-19, l'Amérique a d'ailleurs connu deux phases qui démontrent réellement la façon dont peut être envisagée l'approche de santé. Pendant l'ère Trump, qui a duré jusqu'en janvier 2021, la gestion de la crise sanitaire a été marquée tour à tour par l'indifférence, le déni, les mensonges et l'instrumentalisation politique. Résultat pour les États-Unis : 1,1 million de morts depuis le début de la pandémie et quelque 3 260 morts pour un million, selon les données collectées de façon minutieuses par le Johns Hopkins Center[41].

Dans le même temps, et dans la lignée d'une politique libérale, Trump a tout fait pour que des efforts financiers soient déployés en vue de la découverte rapide d'un vaccin. À son arrivée à la Maison-Blanche en janvier 2021, Joe Biden a normalisé la gestion de la crise en revenant sur des standards plus en phase avec ceux des autres pays occidentaux, mais à l'instar de Barack Obama, qui a réussi de haute lutte à rendre partiellement le système de santé américain plus égalitaire grâce à l'Obamacare, Biden reste le président d'une confédération d'États où la santé n'est pas un droit acquis. Bien au contraire. Aussi, l'émergence d'une médecine longitudinale se fera, c'est une évidence, mais elle se fera lorsque les acteurs économiques l'auront décidé et elle restera l'outil d'une séparation entre riches et pauvres, même si l'espoir nous permet d'imaginer, grâce à la technologie et à un nouveau discours sur l'hygiène, un accès aux soins plus large.

La France et l'Europe : liberté, égalité, fraternité

Si l'on se réfère à notre trilogie de valeurs républicaines, aucun des deux modèles américains ou chinois ne parvient à remplir le triptyque d'un modèle de santé fondé sur les trois valeurs cardinales, les fameuses « trois marches du perron suprême » si chères à Victor Hugo. Les Américains préfèrent la liberté à l'égalité, tandis que les Chinois n'ont ni l'une ni l'autre. En matière de santé, l'équation que les Français tentent de résoudre est différente. Comment faire coexister les trois valeurs fondamentales. Autrement dit : comment faire en sorte que des individus libres et égaux acceptent de renier un peu de leur liberté au nom de la fraternité. La France possède toutes les cartes en main pour se positionner comme l'un des acteurs majeurs de cette nouvelle approche équilibrée de la médecine dans laquelle la prévention et le curatif sont les deux faces d'une même médaille et marchent de concert.

Elle possède toutes les cartes en main, en ce sens que son système de santé, malgré les ratés à l'allumage lors de l'épidémie de Covid-19, est tout de même l'un des plus performants du monde. Il possède des médecins bien formés, une recherche scientifique et médicale qui reste d'un bon niveau et qui, de plus, participe à la création de solutions nouvelles. En outre, outil non négligeable qui peut favoriser la mise en mouvement, son histoire regorge de moments où la mise en commun de moyens constitue la meilleure méthode pour sauver les populations. Avant Ambroise Paré et la création des hôpitaux modernes, la solution de soin était quasi inexistante. Au sein de l'hôpital, il y a eu aussi une révolution de la question de la stérilisation, qui a considérablement diminué la mortalité accidentelle. La liste pourrait être longue.

La France, et *a fortiori* l'Europe, que nous aborderons plus loin, ont des atouts majeurs pour œuvrer à l'élaboration d'un nouveau contrat social pour la santé en appuyant sur deux leviers. D'abord, inciter les gouvernements – et l'épidémie de Covid-19 a grandement accéléré les choses sur ce point – à créer les conditions du consensus social sur une nouvelle approche de la santé, sur sa réglementation et aussi sur la libération des énergies. Le second levier que la France et les États européens peuvent activer est la création de conditions d'émergence de nouveaux Christophe Colomb, c'est-à-dire d'entrepreneurs qui vont prendre les risques, avec le soutien des gouvernements, de partir à l'aventure dans ce territoire en friche que représente encore la médecine longitudinale.

Actuellement, notre système de santé est pour 90 % tourné vers le soin et la question de la prévention y est plus que marginale. Parmi l'ensemble des pays membres de l'OCDE, en 2017, seulement 2,8 % des dépenses de santé étaient consacrées à la prévention et la santé publique[42]. La France se situait dans la moyenne basse, à la fois en termes de pourcentage par rapport aux dépenses de santé et de dépenses moyennes par habitant. La dépense moyenne par habitant pour la prévention était plus de trois fois supérieure au Canada par rapport à la France, et 1,5 à 2 fois supérieure dans plusieurs pays européens comme la Norvège, la Suède, le Luxembourg ou les Pays-Bas. Héritage historique. Héritage économique aussi, qui fait que l'industrie pharmaceutique française est aussi l'un des grands acteurs mondiaux. Reste que tout ces facteurs pèsent également dans notre capacité à se saisir de l'émergence nécessaire d'une nouvelle approche scientifique non pas pour réformer notre système de santé, mais plutôt pour lui donner une corde de plus à son arc. Avec les objets connectés, une révolution copernicienne peut s'opérer dans notre approche de la santé. Tout est mesurable. Un peu comme si Google débarquait et révolutionnait le marketing, en somme.

Ce qui est donc en jeu en France, et *a fortiori* en Europe, est de profiter de ce moment pour reprendre le *lead* mondial dans la santé, sans faire de compromis sur les valeurs, tout en favorisant l'émergence du « nouveau ». La médecine préventive et longitudinale deviendra le fondement de notre système de santé. La France pourra alors être au cœur de la révolution douce de la santé.

La gestion de la crise du Covid-19 et la façon dont les outils comme Doctolib, Vite ma Dose ou TousAntiCovid, développés par des Français, ont joué un rôle crucial dans la mise en place des tests, puis de la vaccination constituent un bon mètre étalon de ce qu'il est possible de faire, de penser et d'imaginer à l'échelle plus globale d'un système non menacé par une crise sans précédent, mais qui a vocation à changer d'état d'esprit. Ce qui peut être intéressant pour la France est déjà de porter chez elle cette réflexion globale en favorisant l'émergence de nouveaux acteurs, mais aussi en sortant d'une gouvernance stéréotypée de la gestion de santé pour s'ouvrir à de nouveaux horizons. Mettre tout cela en place permettrait l'arrivée progressive d'une nouvelle science par le biais des bases de données de « beta testeurs », grâce à l'élaboration d'une stratégie plus globale et concertée entre tous les acteurs.

Évidemment, ce n'est pas la France ou l'Allemagne seules qui pourront avoir l'échelle idoine pour développer cela de façon importante. Chacun des États qui le souhaite pourra être un précurseur, en commençant sur son territoire à poser les bases d'une médecine longitudinale qui viendra équilibrer l'ensemble, et surtout redonner une dimension scientifique réelle à la prévention. Ceci dit, soyons transparents, ils auront besoin, justement, de changer d'échelle. En effet, à l'heure actuelle – et la crise liée au Covid-19 l'a bien souligné –, les États gèrent leur santé comme sur des îles d'un archipel, alors qu'ils ont besoin, plus que jamais, de solidarité et de collaboration, afin d'être plus forts, plus performants, et surtout plus efficaces dans la collecte de la data, dans sa sécurisation, dans sa labellisation et dans son traitement. « La chance ne sourit qu'aux esprits bien préparés[43] », s'amusait Louis Pasteur. Façon de rappeler que la sérendipité guide les pas de celles et ceux qui veulent innover. En testant, en itérant, en ratant et en recommençant, il y a des chances qu'un « hasard » nous conduise vers la bonne solution. En 2017, lors de sa première élection, le président de la République, Emmanuel Macron vantait la « start-up nation ». Dans un sens, il avait raison : la France a tous les atouts pour porter en Europe un discours visionnaire de mise en œuvre concrète, financée, pleine d'intelligence et de bon sens d'une médecine longitudinale européenne.

6.
L'échelle européenne pour fédérer l'écosystème humaniste et numérique de la santé

La gestion indépendante de la crise sanitaire par chaque pays de l'Union européenne a révélé le manque de consistance du projet d'Europe de la Santé.

Pour faire face à la crise liée au Covid-19, l'Union européenne annonçait le 17 juin 2021 sa stratégie en matière de vaccin[44]. Les objectifs énoncés devaient garantir les points suivants : qualité, innocuité et efficacité des vaccins, accès équitable et à un prix abordable pour tous les États membres et livraison des doses dans des délais opportuns. Mais si cette réponse à la crise a été rapide, la pandémie n'a pas manqué de mettre un peu plus en péril la toute-puissance de l'Union européenne. Alors que la fermeture des frontières a redonné aux États membres leur capacité d'action[45], les initiatives indépendantes ont révélé un manque d'efficacité dans la gestion de la crise. L'Union européenne doit donc trouver des moyens de fédérer les États membres afin de parvenir à de meilleurs résultats.

Une Europe à plusieurs vitesses sur les questions de la santé

Les négociations lancées par l'Union européenne ont permis la garantie d'un approvisionnement pouvant aller jusqu'à 4,2 milliards de doses[46]. Avec l'incubateur HERA, focalisé sur la recherche scientifique, et l'EMA (Agence européenne des médicaments), l'Union européenne a donc agi de manière rapide pour assurer à la fois l'approvisionnement et la recherche[47]. Si elle semble opérer une politique efficace, comment expliquer alors le si faible taux de vaccination en Bulgarie ou en Roumanie (respectivement 27,3 % et 40,4 %) face au Portugal (89 %) ou à Malte (84 %)[48] ? La conclusion de Thierry Breton, commissaire de l'Union européenne, « c'est la responsabilité des autorités bulgares de protéger la population », prouve qu'en de telles circonstances, la souveraineté du modèle européen s'arrête aux frontières de ses États membres. Ainsi, des pays comme la Hongrie, la Slovaquie, la Pologne, le Danemark ou l'Allemagne ont engagé des discussions bilatérales avec la Chine, la Russie ou Israël, dans le but d'obtenir des doses supplémentaires, alors que des vaccins comme Sputnik ou Sinopharm n'ont pas été reconnus par l'EMA[49]. C'est aussi à ces difficultés que doivent pallier les incubateurs HERA et l'EMA : trouver un consensus européen permettant d'optimiser les coûts de ces commandes. Une concertation et un dialogue plus importants entre États membres demeurent indispensables dans cette recherche d'efficacité.

Une gouvernance à créer sur la santé européenne

L'Union européenne semble avoir pris pleinement conscience de la dangerosité des nouvelles vagues qui s'annoncent et de l'arrivée incessante de nouveaux variants. Et surtout de sa capacité à réagir collectivement. C'est en tout cas ce que tend à prouver la prise de parole d'Ursula von Der Leyen, qui a exprimé le 1er décembre 2021 sa volonté d'une vaccination obligatoire. Même si l'Union européenne n'a pas les moyens juridiques d'imposer une telle obligation aux pays membres, l'Allemagne, la Grèce, l'Autriche[43] et la France ont clairement envisagé cette possibilité. Des initiatives intéressantes comme EIT Health (une communauté de connaissances et d'innovations concentrée sur les problèmes liés à l'âge et à la santé) doivent être entendues quant aux solutions à apporter au sein de l'Union européenne. Des modèles, tels que la FDA aux États-Unis, devraient, dans une certaine mesure, pouvoir servir d'exemple à l'Union européenne en ce qui concerne les normes de santé à imposer dans des circonstances telles que l'épidémie de coronavirus.

La question de la souveraineté numérique pourrait être l'impulsion de l'Union européenne de la e-santé.

Les données de santé ont joué un rôle précieux dans la lutte contre le Covid-19[50]. Elles ont permis de concentrer les efforts sur les points importants : mettre fin aux chaînes de contamination, protéger les plus fragiles face à des formes graves, établir des corrélations, etc. Mais des projets, tels que la Plate-forme des données de santé (PDS) – se basant sur la Big Data – ne peuvent pas se faire en défaveur de la souveraineté numérique[51]. Cependant, la crise liée au Covid-19 a aussi été une crise de méfiance générale de la population face aux mesures gouvernementales, c'est pourquoi la transparence est un point clé. L'adoption de la Big Data dans le secteur de la santé ne peut éluder le respect des données de la population. Le fruit de cette observation se trouve donc dans la RGPD[52], un outil qui rend possible une meilleure intégration du développement de la e-santé tout en protégeant les individus. Entre autres, nous l'avons déjà souligné, les acteurs récoltant des données doivent s'assurer du consentement des personnes ciblées, fournir une information claire en cas de collecte ou de traitement des données, ainsi que prévoir et garantir la sécurité de ces données. À la différence des États-Unis, donc, l'Union européenne a adopté une vraie réflexion autour de ces sujets, choisissant d'opter pour un débat public ouvert et transparent qui pousse à de nouvelles initiatives[53].

Comment créer les conditions de la santé européenne ?

La pandémie actuelle aura donc révélé certains dysfonctionnements dans la machine européenne. Pourtant, cette crise est à l'origine de nombreux bouleversements conduisant à créer les conditions de la santé européenne de demain.

Grâce aux ruptures technologiques

Depuis mars 2020, le secteur de la santé a pu constater l'importance de la prévention et de la santé tournée directement vers le citoyen. Les mesures d'anticipation et les gestes barrières sont devenus des habitudes ancrées dans la vie de tous les jours. Avec l'application TousAntiCovid et la technologie Bluetooth, toute personne ayant été en contact prolongé avec une personne positive au Covid-19 est prévenue et suivie. De la même manière, l'IA commence à présenter un intérêt réel dans le pré-diagnostic, le diagnostic et le suivi du patient[54]. En matière de robotique, les progrès en télé-opérations accompagnés du déploiement du réseau 5G entraînent un appel toujours plus important de l'utilisation de robots autonomes dans des tâches logistiques comme la désinfection d'hôpitaux ou de gares[55].

La plupart des États membres ont prouvé qu'ils étaient capables de se pencher sérieusement sur la question, suivant l'impulsion de l'Union européenne qui, depuis plus de vingt ans, investit dans des initiatives structurantes permettant de fluidifier le parcours de soins du patient au sein de ses frontières. Créé en 2011 par la Commission européenne, le réseau eHealth Network a d'ailleurs des missions bien définies à ce sujet. X-eHealth, par exemple, vise à développer les bases d'un format d'échange transfrontalier de dossiers de santé électronique (résultat de laboratoire, compte rendu d'imagerie médicale, document de sortie, intégration des maladies rares à la synthèse médicale). TEHDaS, qui représente un programme réunissant la Commission européenne et vingt-six États membres, mène une action conjointe visant à créer un espace européen de données sur la santé. Depuis des années l'Union européenne songe donc à développer ses moyens quant à la e-santé et peut se targuer d'avoir mis en route un système déjà performant. En outre, certains pays de l'Union européenne sont là pour guider la voie, comme c'est le cas de l'Estonie, qui autorise déjà la prescription d'ordonnances en ligne, facilitant ainsi le travail des pharmaciens et le suivi des patients.

Par l'interopérabilité

À l'instar du carnet de vaccins européen, il apparaît nécessaire d'établir une interopérabilité européenne *via* d'autres applications santé connectant les différents acteurs de l'Union européenne. De la même manière que le marquage CE a permis une harmonisation technique au sein des produits fabriqués dans l'Union européenne, une harmonisation des différents indicateurs de santé permettrait de simplifier la création d'éléments de service basés sur les données de santé européennes. L'Union européenne pourrait alors mettre au point un indice de santé qui se référerait à la bonne santé des individus de la zone tout en fournissant de la data exploitable. La crise liée au Covid-19 a montré, en tout cas, que la trop grande hétérogénéité des données a empêché l'établissement d'une multitude de corrélations[56].

Si les innovations dans le domaine médical se déploient plus rapidement dans les pays comme les États-Unis ou la Chine, c'est surtout grâce à leur unicité : la taille de la population, la culture et la langue commune préparent naturellement une adoption facilitée, comme c'est le cas de la diffusion de la reconnaissance faciale dans l'Empire du milieu. Dans l'Union européenne, *a contrario*, la grande diversité des cultures rend plus difficile les transformations quant à l'interopérabilité. L'enjeu est pourtant grand, car si les acteurs européens ne se positionnent pas, le sujet échouera à des géants du numérique, comme Google avec sa plateforme Google fit ou Apple, avec son application HealthKit ou son Apple Watch. Cette dernière, capable de monitorer nos activités physiques et de relever notre électrocardiogramme, a même détrôné les ventes mondiales de l'horlogerie suisse[57]. Cela pose évidemment des questions de RGPD quant à l'utilisation de nos données personnelles et à leur revente, mais la création d'une offre d'outils numériques européens en faveur de la santé représente aussi un important vivier d'emplois potentiels, puisqu'entre 2019 et 2023, Global Health Outlook envisage une croissance de 160 % du secteur mondial de la e-santé[58].

Par des politiques rentables

Il apparaît dès lors évident que la santé devrait devenir une compétence européenne. La santé est une affaire de sphère publique aussi bien que de sphère privée. Or, une population bien avertie, qu'on aura encouragée à adopter des mesures prophylactiques, est une population moins malade. La preuve en est qu'un lavage quotidien des mains peut réduire de 16 % à 21 % le risque de maladies respiratoires comme le rhume[59]. Dans la mesure où l'Europe connaît une démographie en baisse et une population vieillissante, il paraît primordial d'accorder une importance grandissante aux gestes quotidiens qui permettent de prévenir certaines maladies. En France, avant l'épidémie de Covid-19, la grippe tuait chaque année environ 10 000 personnes, majoritairement âgées de plus de soixante-cinq ans[60]. Or, hormis le coût humain dramatique, une épidémie de grippe comme celle de 2016 avait coûté à l'Assurance maladie plus de 150 millions d'euros (par personne, environ 14 euros de médicaments et 25 euros de consultation[61]). En 2020, la prévention liée à l'épidémie de Covid-19 et l'adoption des gestes barrières avaient fait tomber le nombre de décès liés à la grippe autour de 3 700. Enfin, le cabinet McKinsey avance que la mise en place de toutes ces stratégies (solutions digitales, dématérialisation des échanges et suivis à distance) permettrait en France des dizaines de milliards d'euros de gains d'efficience[62].

Grâce à la pédagogie et les bases de données de recherche communes

Pour accompagner cette prévention et éviter les écueils, il est indispensable de mener également une mission pédagogique. La campagne de vaccination européenne s'est heurtée à de nombreuses « fake news ». En juillet 2021, selon *Les Échos*, encore 16 % des Français affirmaient ne pas vouloir se vacciner. En cause, la campagne de désinformation de diverses sources non scientifiques affirmant la dangerosité du vaccin, mais aussi peut-être la panique qui a suivi la découverte de quelques cas de thromboses suite au vaccin AstraZeneca[63]. Pour lutter contre ce type de problèmes, l'Estonie a cependant trouvé une parade : le 23 mars 2020, le pays mettait déjà en place Suve, un chatbot intégré à plusieurs sites d'institutions gouvernementales qui répond aux questions de la population au sujet de l'épidémie.

Dans une démarche d'harmonisation et de renforcement de la coopération médicale européenne, pourquoi ne pas mettre en place des systèmes d'échanges ? Les étudiants français peuvent, en effet, faire leurs études en Belgique ou en Roumanie, mais force est de constater qu'il y a très peu d'échanges entre les médecins portugais et les médecins suédois dans la recherche. Or, c'est précisément le rôle des parcours d'Erasmus que de rapprocher les populations pour créer des frontières, encore plus, communes.

Enfin, dans cette démarche d'amélioration de la e-santé, la mise en commun de bases de données anonymisées au niveau européen permettrait sans doute d'aller plus loin dans la recherche de solutions, notamment dans le cas des maladies rares, tout en créant un climat de confiance chez les patients, dont les données restent anonymes. La proposition de règlement dédiée aux données de santé publiée par la Commission européenne dévoilée le 3 mai 2022 va dans ce sens, avec la création d'un espace européen des données de santé visant à simplifier l'accès et le contrôle des données de santé pour chaque citoyen européen, mais également à permettre l'utilisation de ces données à des fins de recherche, d'innovation, d'élaboration des politiques et de réglementation[64].

Il est d'ailleurs heureux de voir l'Union européenne soutenir la recherche à travers des start-ups comme Galeon, qui se propose de gérer une base de données médicales sécurisée contenant des dossiers de patients et pouvant être transférée au sein d'un pays, d'un hôpital à l'autre.

Au service de la souveraineté numérique en santé en Europe

Au regard de la cinquième vague et des nouveaux variants, il est difficilement imaginable de voir la crise liée au Covid-19 s'arrêter dans les mois à venir. Malgré les nombreuses impulsions et la mise en place d'une politique de santé, l'Union européenne a encore fort à faire, aussi bien dans son combat face à l'épidémie que dans ses engagements futurs dans la e-santé.

La nécessité de créer les conditions de la confiance pour un continent unifié sur la prévention en santé par le numérique

La RGPD est la preuve que l'Union européenne est capable de se doter d'un système puissant pouvant unifier un grand nombre d'acteurs autour de normes strictes. Maintenant que notre économie se structure toujours plus autour de la data, il est nécessaire d'écouter le peuple européen à ce sujet. C'est ainsi qu'un sondage de la Commission européenne montre que 90 % des Européens souhaitent avoir accès à leurs données personnelles relatives à la santé, et que 80 % d'entre eux accepteraient de partager leurs données si la protection de leur vie privée et sécurité étaient garanties, ou qu'ils seraient aussi nombreux – 80 % – à accepter de donner leur avis sur la qualité des traitements médicaux[65]. Il faut aussi rappeler qu'une des plus grandes forces de l'Union européenne est son marché unique. Celui-ci doit être mis à contribution et s'engager dans un nouveau projet ambitieux autour de la e-santé, car il est vecteur de croissance économique, bien sûr, mais aussi garant d'un intérêt général quand il s'agit de la prévention en matière de santé.

L'Union européenne doit devancer les coalitions internationales et les pays qui préemptent la santé

Il faut aussi avoir conscience de l'avance prise par les États-Unis et la Chine en matière de santé. 17,8 % du PIB est consacré à la santé aux États-Unis, soit 8 points de plus que dans l'Union européenne[66]. Le cabinet Accenture estime que le domaine de la santé connectée devrait atteindre 5 700 milliards de dollars en 2026, soit deux fois le PIB actuel de la France[67]. Ainsi, 100Plus, une start-up américaine lancée en janvier 2020 et spécialisée dans la télésurveillance de malades chroniques, est déjà valorisée à plusieurs centaines de millions de dollars. La Chine, quant à elle, a bien compris que sa population vieillissait de plus en plus et s'y prépare. D'ici à 2050, on estime qu'il y aura plus de 330 millions de Chinois âgés de plus de soixante-cinq ans. La crise du coronavirus a d'ailleurs prouvé en l'occurence que la Chine est capable de débloquer des moyens colossaux pour faire sortir un hôpital de terre en dix jours[68]. Bien sûr, comme partout, les GAFAMS ont leur mot à dire dans le domaine de la santé. Aux États-Unis, où la santé est un marché privé comme un autre, ces géants rachètent sans compter des entreprises pour servir leurs ambitions sur ce marché. Récemment, Microsoft a donc acheté Nuance pour 16 milliards de dollars, une entreprise spécialisée dans la reconnaissance vocale optimisée pour la terminologie médicale et qui devrait trouver une utilité dans son projet de Cloud for Healthcare[69]. Face à la nécessité de contrebalancer les géants américains, chinois et les GAFAMS, des structures comme PariSanté Campus sont à saluer. Celle-ci fédère un écosystème d'acteurs de la santé numérique à l'échelle locale, nationale et européenne. PariSanté Campus se propose d'ailleurs d'approfondir des partenariats avec le Campus Biotech de Genève ou encore celui de Londres à travers la coordination de grands travaux de recherches. « Notre pays dispose de nombreuses expertises qui restent aujourd'hui trop cloisonnées. Notre enjeu est de fédérer l'écosystème du numérique en santé, afin qu'il collabore mieux, soit plus synergique et devienne une vraie référence internationale », témoigne Antoine Tesnière, professeur d'anesthésie-réanimation nommé directeur général PariSanté Campus. C'est l'exemple d'une démarche scientifique non plus nationale, mais proprement européenne, qui permet de donner une vraie dimension aux ambitions sur l'innovation en santé.

Ce que l'Europe doit impulser

La mission de l'Union européenne est donc plurielle. Pour surmonter les épreuves récentes, il est toutefois nécessaire de relancer l'économie numérique à travers des plate-formes et des services de santé numériques communs aux États membres. C'est entre autres ce que se propose de réaliser X-eHealth à l'avenir avec sa plate-forme d'interopérabilité des dossiers de patients. La technologie mise au service de l'humain montre donc une très grande efficacité, comme c'est par exemple le cas du pilotage automatique de l'injection d'insuline chez les diabétiques. En plus de supprimer chez le patient une décision répétitive, il diminue grandement le risque d'erreur, simplifiant une tâche multi-quotidienne. L'IA, secteur porteur et plein de promesses, doit donc faire partie intégrante des plans de l'Union européenne. Si elle peut grandement améliorer le traitement des patients et leur suivi ainsi que se révéler précieuse dans la prévention et la prédiction de futures crises sanitaires, elle a aussi fait ses preuves dans le dépistage et le diagnostic de nombreuses maladies. L'Union européenne doit donc prendre des décisions fortes dans cette direction, qui seront favorisées par l'adoption de structures solides du numérique, comme c'est le cas aujourd'hui avec le déploiement du réseau 5G.

Avec la PAC, l'Union européenne a su construire une idée commune de l'agriculture en finançant les acteurs pour moderniser leurs procédés. Il doit en être de même dans le domaine de la santé. Cette politique doit donc s'accompagner d'investissements massifs en recherche et développement (R&D) ainsi que d'une augmentation des dotations européennes ciblées sur l'IA et le numérique en santé. Enfin, pour qu'un climat de transparence règne sur toutes ces décisions, l'Union européenne doit poursuivre ses efforts quant à la RGPD et dédier un code de conduite contrôlé par les citoyens concernant les données de santé.

Conclusion
La médecine longitudinale est un humanisme et une éducation

« J'ai décidé d'être heureux, parce que c'est bon pour la santé[70] », expliquait en substance Voltaire. Parvenu au terme de cette réflexion tournée vers l'avenir qui brosse le cadre d'une nouvelle culture de la prévention, dont la médecine longitudinale est l'outil majeur, lire cette maxime voltairienne donne un dernier argument. L'approche de la médecine longitudinale, dans sa volonté de réapprendre au citoyen des gestes simples oubliés et de lui permettre, grâce à la technologie, d'avoir une vision panoramique de sa santé et d'échanger le cas échéant avec un médecin, ambitionne de tendre vers plus de bien-être, si ce n'est de bonheur. En paraphrasant le philosophe, il serait tentant d'écrire : « J'ai décidé d'être en bonne santé parce que cela rend heureux. »

La promesse de la médecine longitudinale, en plus d'être un vecteur de technologie et une nouvelle science, est avant tout de rendre la vie plus douce. De lui permettre de ne plus envisager le corps comme une source de problèmes, mais d'en faire aussi une source de solutions. Au fond, la promesse de la médecine longitudinale est une promesse humaniste, en ce sens qu'elle combine le culte de la science, de la recherche, de la rationalité descartienne avec la capacité et la nécessité d'être à l'écoute des hommes et des femmes pour comprendre ce qu'ils sont et ce qu'ils souhaitent.

La route est encore longue avant d'arriver à l'objectif, mais personne n'aspire au repos et les bases sont d'ores et déjà posées. Il appartient désormais aux pouvoirs publics, aux acteurs économiques, aux inventeurs et aux citoyens de réfléchir collectivement à la façon dont ils ont envie de faire advenir cette médecine longitudinale. Ainsi, chacun pressent bien qu'elle sera un outil majeur dans la façon de se soigner et de bien se soigner demain. Il aurait été aisé d'écrire un essai pamphlétaire en tirant à boulets rouges sur les dysfonctionnements de notre façon d'envisager la santé. Nous en avons ici souligné les limites. Ce qu'il faut retenir, cependant, c'est que l'Europe, avec la France comme fer de lance, et dans une moindre mesure les États-Unis et la Chine ont chacun des atouts dans leur manche pour se tourner vers une nouvelle approche. Nouvelle approche qui sera, quoi qu'il advienne, bénéfique pour tout le monde.

Nous sommes désormais au milieu du gué. Les outils sont à notre disposition et les choix doivent être faits. En 1954, Pierre Mendès

France, alors président du Conseil, faisait le constat d'un problème récurrent de dénutrition. L'outil efficace pour lutter contre ce phénomène est de boire du lait. Il décide alors d'instaurer le verre de lait quotidien dans les écoles de France. En quelques années, la santé globale des Français de l'époque s'améliore. La façon dont a été résolu ce problème de dénutrition enseigne deux choses. D'abord que la création d'une nouvelle habitude est un outil précieux pour que la santé s'améliore. Ensuite qu'une politique volontariste d'éducation est également l'un des leviers à actionner pour enclencher une nouvelle habitude. Les gestes simples de l'hygiène ont été désappris. L'éducation est un outil qu'il nous faut réactiver dans l'approche de la politique globale de la santé.

En imaginant chaque jour, depuis plusieurs années, des outils connectés et des solutions du quotidien pour rendre l'expérience plus agréable et surtout pour améliorer notre santé, j'ai acquis deux convictions. La première est personnelle et peut être partagée. C'est l'idée selon laquelle, bien que l'on soit très tourné vers une nouvelle approche, les vieux réflexes et les oublis ne sont jamais très loin. En résumé : il n'est pas aisé de faire partir une mauvaise habitude ancrée. C'est pourquoi l'approche que je défends ici, dans ces pages autant que tous les jours sur le terrain, est une approche de *test and learn* raisonnée, qui ne vise pas à faire table rase du passé.

La seconde conviction est collective. Européens, et plus encore Français, nous chérissons profondément la façon dont notre système de santé est organisé et même la façon dont, bon an mal an, il fonctionne. De même, nous ressentons tous une forme d'angoisse à l'idée qu'il puisse disparaître. Aussi, à travers ce livre et cette proposition que constitue la médecine longitudinale, il m'apparaît désormais que nous disposons d'un élément supplémentaire. Nous pouvons être acteurs de cette douce révolution en la comprenant, en la mettant en place et en s'équipant.

Au sein de la société moderne liquide dans laquelle nous évoluons, théorisée par Zygmunt Bauman[71] qui décrit l'incertitude de celle-ci, les repères disparaissent. Il convient de s'en créer d'autres. Seuls ou ensemble. Seuls et ensemble. Le nécessaire avènement d'une médecine longitudinale qui viendra compléter et rendre plus forte la médecine de soin constitue un repère qui peut nous mobiliser. Cela d'autant plus que les choses sont entre nos mains, sous nos pieds, ou face à nos yeux.

Ce que je croyais auparavant être une intuition s'est donc confirmé : la médecine longitudinale est un humanisme et une éducation !

Notes

1 Michael J. Barry et Susan Edgman-Levitan, « Shared decision making - The pinnacle of patient-centered care », *The New England Journal of Medicine*, vol. 366, n°9, 2012, p.780-781.

2 Saul Alinsky, *Rules for radicals : A pragmatic primer for realistic radicals*, New York, Random House, 1971.

3 Nina Wallerstein, « What is the evidence on effectiveness of empowerment to improve health ? », Copenhague, WHO Regional Office for Europe, février 2006.

4 Marie-Aline Charles et Jean-Michel Borys, « Cohorte de familles d'enfants des écoles primaires de Fleurbaix et Laventie/ éducation nutritionnelle et comportement alimentaire », Portail épidémiologie France, 2017.

5 *Situation de l'hygiène des mains dans le monde : appel mondial à l'action pour faire de l'hygiène des mains une priorité dans les politiques et la pratique*, Fonds des Nations unies pour l'enfance et Organisation mondiale de la santé, Unicef, 2021, p. 23.

6 *L'Encyclopédie d'hygiène et de médecine publique*, Paris, Lecronier et Babé, 1893.

7 « Les Français et la santé connectée », Enquête réalisée pour Baracoda Daily Healthtech, Ipsos/Baracoda, 2021.

8 « Les nouveaux défis du “bien-être”», Baromètre d’opinion Viavoice/BloooomUp!, juin 2019.

9 Gro Beate Samdal, Geir Egil Eide, Tom Barth, et *al.*, Effective behaviour change techniques for physical activity and healthy eating in overweight and obese adults; systematic review and meta-regression analyses, *International Journal of Behavioral Nutrition and Physical Activity*, vol. 14, n°42, 2017.

10 Nir Eyal, *Hooked. Comment créer un produit ou un service qui ancre des habitudes*, Paris, Eyrolles, 2018.

11 Katarzyna Stawarz et *al.*, *Beyond self-tracking and reminders : Designing smartphone apps that support habit formation*, CHI’15 Proceeding of the 33rd annual ACM conference on Human Factors in Computing System, avril 2015.

12 Xavier Bosch et *al.*, *Unintentional weight loss : Clinical characteristics and outcomes in a prospective cohort of 2677 patients*, Plos One, vol. 12, n° 4, 2017.

13 *What doctor ? Why AI and robotics will define New Health*, PwC, 2017.

14 Damien Barnier et Thierry Houselstein, « Intelligence artificielle et santé de demain : Regards croisés entre professionnels de santé et patients », Conférence de presse, Ipsos et MACSF, 2 décembre 2019.

15 Jacques Ellul, *Le Bluff technologique*, Paris, Hachette, 1988.

16 Edward H. Shortliffe et *al.*, « Computer-based consultations in clinical therapeutics : explanation and rule acquisition capabilities of the MYCIN system », *Computers and Biomedical Research*, vol. 8, n° 4, août 1975, pp. 303-320; M. Fieschi *et al.*, « SPHINX--a system for computer-aided diagnosis », *Methods Inf Med*, 1982, p. 143-148 ; B. Vialettes et *al.*, « PROTIS, an expert system applied to the treatment of non-insulin-dependent diabetes. Evaluation of its efficacy », *Presse Med.,* vol. 14, n° 41, 1985, p. 2085-2088.

17 *Global top health industry issues 2021: Innovation fueled by digital capabilities*, PWC, 2021.

18 Theodora Oikonomidi et *al.*, « Evaluation of Patient Willingness to Adopt Remote Digital Monitoring for Diabetes Management », *JAMA network open*, janvier 2021.

19 Aurélie Jean, *Les algorithmes font-ils la loi ?*, Paris, Éditions de l'Observatoire, 2021.

20 Damien Barnier et Thierry Houselstein, « Intelligence artificielle et santé de demain : Regards croisés entre professionnels de santé et patients », art. cit., 2019.

21 Bernard Jomier, Catherine Deroche et *al.*, *Rapport fait au nom de la commission d'enquête sur la situation de l'hôpital et le système de santé en France*, Sénat, n° 587, 2022.

22 *Lancement opérationnel du volet numérique du Ségur de la santé : 2 milliards d'euros pour généraliser le partage de données de santé*, ministère de la Santé et de la Prévention, 22 juillet 2021.

23 Anne-Laure Barret, « Pénurie de soignants : la grande peur de l'été », *Le Journal du dimanche*, 14 mai 2022.

24 Lucie Gonzalez et *al.*, *Les dépenses de santé en 2022 - Résultats des comptes de la santé - édition 2021*, DREES, 2021.

25 *Dépenses de santé par habitant*, OCDE, 2021.

26 *Le nombre de médecins (nombre total)*, OCDE, 2021.

27 Yuval Noah Harari, *Sapiens. Une brève histoire de l'Humanité*, Paris, Gallimard, 2015.

28 Jean-Charles Samuelian-Werve, *De l'Assurance-maladie au partenaire bien-être*, Paris, Storylab Editions, 2022.

29 *Santé mentale : La mutualité française présente son observatoire et 10 propositions*, Rapport de la mutualité française, 24 juin 2021.

30 Camille Stromboni, « La pénurie de généralistes, symptôme de la progression des déserts médicaux en ville comme à la campagne », *Le Monde*, 14 mars 2022.

31 François Béguin, « Près de 3,8 millions de Français vivent dans un désert médical », *Le Monde*, 14 février 2020.

32 Stéphane Blanc, Gilles Boëtsch, Martine Hossaert-McKey et François Renaud (dir.), *Écologie de la santé : pour une nouvelle lecture de nos maux*, Paris, Cherche-midi/CNRS, 2017.

33 Robert Barbault, extrait de l'entrée « écologie de la santé », *Encyclopédie universalis*, 2022.

34 Franziska Jannasch et *al.*, « Associations between exploratory dietary patterns and incident type 2 diabetes : a federated

meta-analysis of individual participant data from 25 cohort studies », *European Journal of Nutrition*, juin 2022.

35 *Données générales du marché mondial*, Rapport du Leem, 2021.

36 « Nombre annuel d'implantations de prothèses totales de genou en France de 2008 à 2013 », Statista, 2016.

37 Roger Erevan et *al.*, « Évolution et projection de la chirurgie du genou en France de 2008 à 2070 : étude épidémiologique avec analyse de tendance et projection », *Revue de chirurgie orthopédique et traumatologique*, vol. 106, n° 5, septembre 2020.

38 Antonio Gramsci, *Carnets de prison*, Paris, Gallimard, 1996.

39 Stéphane Lauer, « Avec sa stratégie zéro Covid, la Chine s'est engagée dans une impasse dont elle aura du mal à sortir », *Le Monde*, 24 janvier 2022.

40 Julian Colling, « Covid: comment la Russie a laissé filer l'épidémie », *Mediapart*, 21 janvier 2022.

41 Jérémie Baruch et *al.*, « Covid-19: les chiffres de l'épidémie en France et dans le monde, en cartes et en graphiques », données du John Hopkins Center, *Le Monde*, 5 mai 2020.

42 Michael Gmeinder et *al.*, « How much do OECD countries spend on prevention? », *OECD Health Working Paper*, n° 101, 2017.

43 Louis Pasteur, *Œuvres de Pasteur*, tome VI, Paris, Masson et cie, 1939.

44 « Garantir l'accès aux vaccins », Commission européenne, 2020.

45 « Europe : les États face au coronavirus », Institut Montaigne.
46 « Des vaccins sûrs contre la Covid-19 pour les Européens », Commission européenne, 2022.
47 « Coronavirus : preparing Europe for the increased threat of variants », Commission européenne, 2021.
48 Barthélémy Gaillard, « Vaccination contre le Covid-19 en Europe : où en est-on ? », Toute l'Europe, 12 janvier 2022.
49 Lise Barnéoud, « Covid-19 : après la Hongrie, le vaccin russe Spoutnik pourrait séduire d'autres pays européens », *Le Monde*, 3 février 2021.
50 Laure Millet, *Passeport vaccinal : l'enjeu de l'utilisation des données de santé,* Institut Montaigne, 11 février 2021.
51 « La plate-forme des données de santé (Health Data Hub) », CNIL, 9 février 2021.
52 « Le règlement général sur la protection des données – RGPD », CNIL, 2018.
53 Martin Untersinger et Damien Leloup, « Qu'est-ce que le USA Freedom Act ? », *Le Monde*, 4 juin 2015.
54 David Gruson, « L'intelligence artificielle contre le Covid-19 : améliorer la recherche et accélérer le diagnostic », Institut Montaigne, 13 novembre 2020.
55 « Téléopération et robotisation dans la lutte contre le Covid-19 au Japon », direction générale du Trésor, 1er juin 2020.
56 Gilles Babinet, « Le numérique durant la crise du Covid-19 », Institut Montaigne, 17 juin 2020.

57 Claire Domenech, « Apple vend désormais plus de montres que toutes les marques suisses réunies », *Capital*, 7 février 2020.
58 « E-santé : les grandes tendances d'un marché en pleine expansion », Sanofi, 2020.
59 « Hygiene fast facts », Centers for Disease Control and Prevention, 15 juin 2022.
60 « Grippe », Santé publique France, 1er juin 2022.
61 Amandine Rebours, « La grippe, une épidémie qui peut coûter (très) cher », TFI, 4 octobre 2017.
62 *E-santé : augmentons la dose*, Institut Montaigne, juin 2020.
63 Xavier Martinage, « Vaccin AstraZeneca : le déclencheur des thromboses aurait été identifié par des scientifiques », *Capital*, 2 décembre 2021.
64 *Communication from the Commission – A European Health Data Space: harnessing the power of health data for people, patients and innovation*, Commission européenne. *https://health.ec.europa.eu/publications/communication-commission-european-health-data-space-harnessing-power-health-data-people-patients-and_en*
65 « Le règlement général sur la protection des données », *op. cit.*, 2018.
66 *Les dépenses de santé en 2019 - édition 2020,* Rapport de la DREES, *2020.*
67 « Today's consumers reveal the future of healthcare. Accenture 2019 Health consumer survey », Accenture Consulting, 2019.
68 « À Wuhan, un hôpital sorti de terre en dix jours », *Le Monde*, 3 février 2020.

69 Guillaume Renouard, « Google, Apple, Amazon, Microsoft : les Gafam à l'assaut du marché de la santé américain », *La Tribune,* 5 mai 2021.

70 Devenue célèbre, cette phrase est une version modernisée d'un extrait d'une lettre à l'abbé Trublet. Voltaire, *Œuvres complètes*, tome 41, Paris, Garnier, 1877-1884 [1761].

71 Zygmunt Bauman, *La Vie liquide*, Rodez, Le Rouergue/Chambon, 2006.

Bibliographie

Alinsky Saul, *Rules for radicals: A pragmatic primer for realistic radicals*, New York, Random House, 1971

Babinet Gilles, « Le numérique durant la crise du Covid-19 », Institut Montaigne, 17 juin 2020

Barbault Robert, extrait de l'entrée « écologie de la santé », *Encyclopédie universalis*, 2022

Barneoud Lise, « Covid-19 : après la Hongrie, le vaccin russe Spoutnik pourrait séduire d'autres pays européens », *Le Monde*, 3 février 2021

Barnier Damien et Houselstein Thierry, « Intelligence artificielle et santé de demain : Regards croisés entre professionnels de santé et patients », Conférence de presse, Ipsos et MACSF, 2 décembre 2019

Barret Anne-Laure, « Pénurie de soignants : la grande peur de l'été », *Le Journal du dimanche*, 14 mai 2022

Barry Michael J. et Edgman-Levitan Susan, « Shared decision making - The pinnacle of patient-centered care », *The New England Journal of Medicine*, vol. 366, n° 9, 2012, p. 780-781

Baruch Jérémie et *al.*, « Covid-19 : les chiffres de l'épidémie en France et dans le monde, en cartes et en graphiques », données du John Hopkins Center, *Le Monde*, 5 mai 2020

Bauman Zygmunt, *La Vie liquide*, Rodez, Le Rouergue/Chambon, 2006

Blanc Stéphane, Boëtsch Gilles, Hossaert-Mckey Martine et Renaud François (dir.), Écologie de la santé : pour une nouvelle lecture de nos maux, Paris, Cherche-midi/CNRS, 2017

Beguin François, « Près de 3,8 millions de Français vivent dans un désert médical », *Le Monde*, 14 février 2020

Bosch Xavier et *al.*, *Unintentional weight loss: Clinical characteristics and outcomes in a prospective cohort of 2677 patients*, Plos One, vol. 12, n° 4, 2017

Centers For Disease Control And Prevention, « Hygiene fast facts », 15 juin 2022

Charles Marie-Aline et Borys Jean-Michel, « Cohorte de familles d'enfants des écoles primaires de Fleurbaix et Laventie/éducation nutritionnelle et comportement, Portail épidémiologie France, 2017

CNIL, « La plate-forme des données de santé (Health Data Hub) », 9 février 2021

CNIL, « Le règlement général sur la protection des données – RGPD », 2018

Colling Julian, « Covid : comment la Russie a laissé filer l'épidémie », *Mediapart*, 21 janvier 2022

Commission Européenne, « Garantir l'accès aux vaccins », 2020

Commission Européenne, « Coronavirus : preparing Europe for the increased threat of variants », 2021

Commission Européenne, « Des vaccins sûrs contre la Covid-19 pour les Européens », 2022

Direction générale du Trésor, « Téléopération et robotisation dans la lutte contre le Covid-19 au Japon », , 1er juin 2020

Domenech Claire, « Apple vend désormais plus de montres que toutes les marques suisses réunies », *Capital*, 7 février 2020

DREES, *Les dépenses de santé en 2019 - édition 2020*, 2020

Ellul Jacques, *Le Bluff technologique*, Paris, Hachette, 1988

L'Encyclopédie d'hygiène et de médecine publique, Paris, Lecronier et Babé, 1893

Erevan Roger et *al.*, « Évolution et projection de la chirurgie du genou en France de 2008 à 2070 : étude épidémiologique avec analyse de tendance et projection », *Revue de chirurgie orthopédique et traumatologique*, vol. 106, n° 5, septembre 2020

Eyal Nir, *Hooked. Comment créer un produit ou un service qui ancre des habitudes*, Paris, Eyrolles, 2018

Fieschi M. *et al.*, « SPHINX--a system for computer-aided diagnosis », *Methods Inf Med*, 1982, p. 143-148

Fonds des nations unies pour l'enfance/organisation mondiale de la santé, *Situation de l'hygiène des mains dans le monde : appel mondial à l'action pour faire de l'hygiène des mains une priorité dans les politiques et la pratique*, Unicef, New York, p. 23

Gaillard Barthélémy, « Vaccination contre le Covid-19 en Europe : où en est-on ? », Toute l'Europe, 12 janvier 2022

Gmeinder Michael et *al.*, « How much do OECD countries spend on prevention ? », *OECD Health Working Paper*, n° 101, 2017

Gonzalez Lucie et *al.*, *Les dépenses de santé en 2022 - Résultats des comptes de la santé - édition 2021*, DREES, 2021

Gramsci Antonio, *Carnets de prison*, Paris, Gallimard, 1996

Gruson David, « L'intelligence artificielle contre le Covid-19 : améliorer la recherche et accélérer le diagnostic », Institut Montaigne, 13 novembre 2020

Harari Yuval Noah, *Sapiens. Une brève histoire de l'Humanité*, Paris, Gallimard, 2015

Institut Montaigne, *Europe : les États face au coronavirus*

Institut Montaigne, *E-santé: augmentons la dose*, juin 2020

Ipsos/Baracoda, « Les Français et la santé connectée », 2021

Jannasch Franziska et *al.*, « Associations between exploratory dietary patterns and incident type 2 diabetes : a federated meta-analysis of individual participant data from 25 cohort studies », *European Journal of Nutrition*, juin 2022

Jean Aurélie, *Les algorithmes font-ils la loi ?*, Paris, Éditions de l'Observatoire, 2021

Jomier Bernard, Deroche Catherine et *al.*, *Rapport fait au nom de la commission d'enquête sur la situation de l'hôpital et le système de santé en France*, Sénat, n° 587, 2022

Lauer Stéphane, « Avec sa stratégie zéro Covid, la Chine s'est engagée dans une impasse dont elle aura du mal à sortir », *Le Monde*, 24 janvier 2022

LEEM, *Données générales du marché mondial*, 2021

Le Monde, « À Wuhan, un hôpital sorti de terre en dix jours », 3 février 2020

Martinage Xavier, « Vaccin AstraZeneca : le déclencheur des thromboses aurait été identifié par des scientifiques », *Capital*, 2 décembre 2021

Millet Laure, *Passeport vaccinal : l'enjeu de l'utilisation des données de santé*, Institut Montaigne, 11 février 2021

Ministère de la santé et de la prévention, *Lancement opérationnel du volet numérique du Ségur de la santé : 2 milliards d'euros pour généraliser le partage de données de santé*, 22 juillet 2021

Mutualité Française, *Santé mentale : La mutualité française présente son observatoire et 10 propositions*, 24 juin 2021

OCDE, *Dépenses de santé par habitant*, 2021

OCDE, *Le nombre de médecins (nombre total)*, 2021

Oikonomidi Theodora et *al.*, « Evaluation of Patient Willingness to Adopt Remote Digital Monitoring for Diabetes Management », *JAMA network open*, janvier 2021

Pasteur Louis, *Œuvres de Pasteur*, tome VI, Paris, Masson et cie, 1939

PWC, *What doctor ? Why AI and robotics will define New Health*, 2017

PWC, *Global top health industry issues 2021 : Innovation fueled by digital capabilities*, 2021

Rebours Amandine, « La grippe, une épidémie qui peut coûter (très) cher », TFI, 4 octobre 2017

Renouard Guillaume, « Google, Apple, Amazon, Microsoft : les Gafam à l'assaut du marché de la santé américain », *La Tribune*, 5 mai 2021

Samdal Gro Beate, Eide Geir Egil, Barth Tom et *al.*, « Effective behaviour change techniques for physical activity and healthy eating in overweight and obese adults ; systematic review and meta-regression analyses », *International Journal of Behavioral Nutrition and Physical Activity*, vol. 14, n° 42, 2017

Samuelian-Werve Jean-Charles, *De l'Assurance maladie au partenaire bien-être,* Paris, Storylab Editions, 2022

Shortliffe Edward H. et *al.*, « Computer-based consultations in clinical therapeutics: explanation and rule acquisition capabilities of the MYCIN system », *Computers and Biomedical Research*, vol. 8, n° 4, août 1975, p. 303-320

Sanofi, « E-santé: les grandes tendances d'un marché en pleine expansion », 2020

Santé Publique France, « Grippe », 1er juin 2022

Statista, « Nombre annuel d'implantations de prothèses totales de genou en France de 2008 à 2013 », 2016

Stromboni Camille, « La pénurie de généralistes, symptôme de la progression des déserts médicaux en ville comme à la campagne », *Le Monde*, 14 mars 2022

Stawarz Katarzyna et *al.*, *Beyond self-tracking and reminders: Designing smartphone apps that support habit formation*, CHI'15 Proceeding of the 33rd annual ACM conference on Human Factors in Computing System, avril 2015

Untersinger Martin et Leloup Damien, « Qu'est-ce que le USA Freedom Act? », *Le Monde*, 4 juin 2015

Vialettes B. et *al.*, « PROTIS, an expert system applied to the treatment of non-insulin-dependent diabetes. Evaluation of its efficacy », *Presse Med.*, vol. 14, n° 41, 1985, p. 2085-2088

Voltaire, *Œuvres complètes*, tome 41, Paris, Garnier, 1877-1884

Wallerstein Nina, « What is the evidence on effectiveness of empowerment to improve health ? », Copenhague, WHO Regional Office for Europe, février 2006

Remerciements

Merci à ma famille qui m'a toujours soutenu et inspiré pour inventer des objets de santé du quotidien.

Des pensées chaleureuses vont à toutes les équipes de Baracoda Daily Healthtech, qui, chaque jour, œuvrent à mes côtés pour penser et construire de nouvelles solutions. Un merci un peu plus appuyé à Jean-Marc Druesne et Nadia Biryukova, vigies et aides précieuses pendant l'écriture de cet ouvrage, qui, sans eux, n'existerait pas.

Un grand merci à Antoine Tesnière pour sa vision et son conseil avisé sur les enjeux de la prévention santé.

Et, enfin, un très grand merci également à David Medioni, journaliste, qui m'a aidé à mettre ma pensée en musique.

Table des matières

Pour limiter l'empreinte environnementale
de leurs livres, les éditions de l'Aube
font le choix de papiers issus de forêts durablement
gérées et de sources contrôlées.

Achevé d'imprimer en décembre 2022
sur les presses de l'imprimerie Firmin-Didot
pour le compte des éditions de l'Aube
331, rue Amédée-Giniès, F-84240 La Tour d'Aigues

Numéro d'édition : 4909
Dépôt légal : février 2023
Numéro d'impression : 173094

Imprimé en France